VRONI RAAB-KRONSKI

mami sports

Funktionelles Beckenbodentraining
nach der Schwangerschaft

Bibliografische Information der Deutschen Nationalbibliothek:
Die Deutschen Nationalbibliothek verzeichnet diese Publikation in der Deutschen National-
bibliografie; detaillierte bibliografische Daten sind im Internet über http://d-nb.de abrufbar.

Für Fragen und Anregungen:
info@eo-verlag.com

Originalausgabe
2. Auflage 2019
© 2017 by eo Verlag GmbH
Johannisstraße 2
D-85354 Freising
Tel.: 0049(0)8161/549903
Fax: 0049(0)8161/496942

Lektorat: Janina Raab, München
Umschlaggestaltung: Sonja Kirsch, München
Umschlagabbildungen: Johannes Sieber, München
Zeichnungen: Sandra Hirschbolz, Augsburg
Model: Vroni Raab-Kronski, München
Layout und Satz: Sonja Kirsch, München

ISBN Print 978-3-9818145-0-7
ISBN E-Book (PDF) 978-3-9818145-1-4

Weitere Informationen zum Verlag finden Sie unter:

www.eo-verlag.com

Beachten Sie auch unsere weiteren Geschäftsbereiche: eo music | eo film | eo book

Vorwort von Vroni Raab-Kronski 6

Kapitel 1

Ein bisschen Anatomie muss sein 8

1.1 Die weibliche Körpermitte 9
1.1.1 Die Bauchmuskulatur 9
1.1.2 Die Rückenmuskulatur 11
1.1.3 Das Zwerchfell 12
1.1.4 Das knöcherne Becken 12
1.1.4.1 Die innere Beckenbeweglichkeit 15
1.1.4.2 Lageorientierung für den
Beckenboden 17
1.1.5 Die Beckenbodenmuskulatur 17
1.2 Muskeln, die mit dem Beckenboden
in Verbindung stehen 24
1.2.1 Muskeln mit direkter Verbindung 24
1.2.2 Muskeln mit indirekter Verbindung 25

Kapitel 2

**Körperliche Veränderungen
während der Schwangerschaft** 28

2.1 Hormone 29
2.2 Herz-Kreislauf-System 29
2.3 Atmung 31
2.4 Gewichtszunahme 31
2.5 Bindegewebige und muskuläre
Veränderungen 32
2.6 Fasziale Strukturen 34

Kapitel 3

**Einfluss der Körperhaltung
auf die Beckenbodenaktivität** 36

3.1 Die krumme Körperhaltung 37
3.2 Die aufrechte Körperhaltung 37
3.3 Die Körperhaltung während der
Schwangerschaft 39
3.3.1 Wunderwerk Fuß 39
3.3.2 Worauf der Rücken „fußt" –
Ein Exkurs von Manuel König 42

Kapitel 4

**Beckenbodenschwäche und
-schädigungen nach der Geburt** 44

4.1 Stressharninkontinenz 45
4.2 Gebärmuttersenkung
und -vorfall 46

Kapitel 5

Training des Beckenbodens 48

5.1 Bewusstmachen 49
5.2 Trainieren in funktionellen
Muskelketten 50
5.3 Aktiver Beckenboden
im Alltag 51

Kapitel 6

Zeit nach der Geburt 52

6.1 Das Wochenbett 53
6.2 Rückbildungsgymnastik 64

4 | Inhaltsverzeichnis

Kapitel 7
Übungskatalog **66**

7.1 **Aufrechte Körperhaltung und**
Aktivierung des Muskelkorsetts 67

7.2 **Erwärmung** **68**
7.2.1 Pendel 69
7.2.2 Step Touch 70
7.2.3 Zehenlaufen 71
7.2.4 Schwünge mit dem
Redondo® Ball 72
7.2.5 Squat 73
7.2.6 Knie heben 74
7.2.7 Leg Curl mit dem Redondo® Ball 75
7.2.8 Rumpfdrehen mit dem
Redondo® Ball 76
7.2.9 Schulterkreise 77
7.2.10 Wirbelsäulenmobilisation 78
7.2.11 Einrollen mit dem Redondo® Ball 79

7.3 **Beweglichkeit des Beckens**
und der Lendenwirbelsäule **80**
7.3.1 Beckenacht 81
7.3.2 Hüftrad 82
7.3.3 Hüftdrehen mit dem
Redondo® Ball 83
7.3.4 Vierfüßlerkreis 84
7.3.5 Hüftöffnung im Vierfüßler 85
7.3.6 Beckenkreise auf dem
Redondo® Ball 86
7.3.7 Beckenspirale 87
7.3.8 Befreites Becken 88
7.3.9 Bewegtes Sitzen auf
dem Redondo® Ball 89
7.3.10 Hüftgehen 90
7.3.11 Beckenschieben mit dem
Redondo® Ball 91
7.3.12 Umfassende Hüftbeweglichkeit 92
7.3.13 Hüftkreise 94

7.4 **Übungen für das**
Herz-Kreislauf-System **96**
7.4.1 Side To Side 97
7.4.2 Pendel Balance 98
7.4.3 Seitausfallschritte 99
7.4.4 Seitausfallschritt mit dem
Redondo® Ball 100
7.4.5 Pop Squat 101
7.4.6 Knee Up 102
7.4.7 Planke – Streck Dich! 103
7.4.8 Mami Burpee 104
7.4.9 Jumpies 106
7.4.10 Schritt zurück mit dem
Redondo® Ball 107

7.5 **Kräftigungsübungen** **108**
7.5.1 **Übungen im Stand** **109**
7.5.1.1 Ausfallschritt in die Balance 109
7.5.1.2 Beckenlift 110
7.5.1.3 Beinkombination 112
7.5.1.4 Schöne Rückseite 113
7.5.1.5 Squat mit dem Redondo® Ball 114
7.5.1.6 Squat für die Innenseiten 116
7.5.1.7 Starker Rücken 117
7.5.1.8 Stufenhaltung mit
dem Redondo® Ball 118

7.5.2 **Übungen im Vierfüßler** **119**
7.5.2.1 Kleiner Stütz 119
7.5.2.2 Ganzkörperstütz 120
7.5.2.3 Knieschweben auf dem
Redondo® Ball 121
7.5.2.4 Knie Twist 122
7.5.2.5 Regenbogenbecken 123
7.5.2.6 Vierfüßlerschub 124
7.5.2.7 Push Up – ganz natürlich 125
7.5.2.8 Kernkraft für die Rückseiten 126
7.5.2.9 Innere Hüftkraft mit dem
Redondo® Ball 127

**7.5.3 Übungen im
Kniestand und Sitz**   **128**
7.5.3.1 Kniestand mit dem
Redondo® Ball   128
7.5.3.2 Kraftvoll Sitzen   130

7.5.4 Übungen in der Seitlage   **131**
7.5.4.1 Innere Hüftkraft   131
7.5.4.2 Seitlage über den Redondo® Ball   132
7.5.4.3 Körperstern   133

7.5.5 Übungen in der Rückenlage   **134**
7.5.5.1 Beckenlift mit Fersenkraft   134
7.5.5.2 Unterer Bauch mit dem
Redondo® Ball   135
7.5.5.3 Taillen-Wunder 1   136
7.5.5.4 Taillen-Wunder 2   137
7.5.5.5 Kernkraft für den Bauch
mit dem Redondo® Ball   138
7.5.5.6 Scheibenwischer   139
7.5.5.7 Kraftzentrum Becken   140
7.5.5.8 Erschwerte Brücke   141

7.6 Dehnungen   **142**
7.6.1 Befreiter Oberkörper   143
7.6.2 Länge der Innenseiten   144
7.6.3 Leistenöffnen über den
Redondo® Ball   145
7.6.4 Vom Kreuz zur Schulter   146
7.6.5 Um die Hüften herum   147
7.6.6 Umgedrehtes V   148

**Kapitel 8
Modellstunden**

8.1 mami sports Rückbildung   **150**
8.1.1 Modellstunde 1   151
8.1.2 Modellstunde 2   152
8.1.3 Modellstunde 3   153
8.1.4 Modellstunde 4   154
8.1.5 Modellstunde 5 mit dem
Redondo® Ball   155

**8.2 mami sports
nach Rückbildung**   **156**
8.2.1 Modellstunde 1   157
8.2.2 Modellstunde 2   158
8.2.3 Modellstunde 3   159
8.2.4 Modellstunde 4   160
8.2.5 Modellstunde 5 mit dem
Redondo® Ball   161

Über die Autorin   162
Literaturverzeichnis   164
Bildnachweis   165
Stichwortverzeichnis   166

Vorwort von Vroni Raab-Kronski

Zweimal durfte ich am eigenen Körper erfahren, was es heißt, Mama zu werden. Diese unbeschreiblichen Gefühle des Glücks werden begleitet von – erstmal unwichtig erscheinenden – körperlichen Veränderungen. Doch wenn einen der Alltag wieder eingeholt hat, meldet der Körper schnell zurück, dass man nicht dort ansetzen kann, wo man vor oder während der Schwangerschaft aufgehört hat. Jetzt gilt es, seinen Körper und seine Veränderungen wahrzunehmen, sich sensibel und aufmerksam um die tiefsten Muskeln des Körpers zu kümmern. Denn dieser exzellente Muskelverbund musste während der Schwangerschaft Höchstleistung erbringen.

Mit dem Beginn der Schwangerschaft werden in unserem Körper jede Menge Hormone produziert, welche ein großes Ziel verfolgen: Muskeln und Bindegewebe werden weich und elastisch gemacht, um dem wachsenden Baby im Bauch genügend Raum zu verschaffen und den Körper optimal auf die Geburt vorzubereiten. Am meisten leidet darunter der Beckenboden, denn er wird – hormonell bedingt – detonisiert, muss aber zusätzlich zu seiner andauernden Halte- und Stützarbeit das immer schwerer werdende Baby in Mamas Bauch tragen. Dass der Beckenboden seinen Funktionen und Aufgaben in dieser Zeit nicht zu 100 Prozent nachkommen kann, bemerken bis zu 60 Prozent der Frauen und kämpfen sich mit Inkontinenzbeschwerden durch die Schwangerschaft.

Nach Schwangerschaft und Geburt sollte dem Beckenboden viel Aufmerksamkeit gewidmet werden. Denn ist er „aktiv und wach", nimmt er eine wahre Zauberrolle in unserem Körper ein. Längst ist er kein langweiliger Muskel mehr, welcher lediglich „da unten" dicht hält, im Gegenteil! In einem intelligenten Muskelverbund sorgt er zusätzlich für eine aufrechte Körperhaltung, für eine Stabilisation des unteren Rückens, für einen flachen Bauch und eine schlanke Silhouette. Er stellt eine Art Säulenkraft des Körpers dar, welche uns nicht nur körperlich aufrichtet, sondern auch psychisch: So wirkt eine Frau in aufrechter Haltung wesentlich attraktiver, selbstbewusster, und entscheidungsstärker als jene in krummer Haltung.

Als Sportwissenschaftlerin und Trainerin reicht es mir nicht, den bloßen Anweisungen zum Beckenbodentraining zu folgen. Ich muss sehen, ich muss spüren und ich muss vor allem verstehen, wie der Beckenboden in seinem Muskelverbund funktioniert. Nur dann kann ich Aktivität dorthin lenken, wo sie entstehen soll. Aus diesem Grund nimmt das Kapitel 1 – Ein bisschen Anatomie muss sein – einen großen Platz in diesem Buch ein. Hier möchte ich anatomisch zeigen und verdeutlichen,

- welche Muskeln das weibliche Muskelkorsett bilden,
- wie spezialisiert unser Beckenboden arbeitet
- und welche muskulären Verbindungen er eingeht.

Dieses Kapitel stellt eigentlich die Basis des Trainings dar. Wenn Du gänzlich verstehen möchtest, was in Deinem Körper passiert, bist Du herzlich eingeladen, Dich durch dieses Kapitel zu lesen. Erscheint es Dir zu mühevoll, in die tiefe Anatomie einzutauchen, starte mit der Praxis. Auch hier gebe ich wertvolle Tipps und Erklärungen zum Erspüren der Verbindungen.

Der Übungskatalog ist das Herzstück dieses Buches. Eine Vielzahl an unterschiedlichen

Übungen, die bestimmt nicht alle neu sind, baue ich methodisch klar auf, unterscheide zwischen Übungen, die während der Rückbildungszeit und Übungen, welche nach der Rückbildungszeit durchgeführt werden können. Das Besondere daran ist, dass es nur „subtile Kleinigkeiten" benötigt, herkömmliche Bewegungen oder Übungen zu wertvollen „Beckenbodenübungen" umzuwandeln. Und wenn es mir gelingt, diese Wahrnehmung zu schärfen, vielleicht sogar ein Verständnis für Bewegungszusammenhänge zu schaffen, hätte sich die Arbeit an diesem Buch für mich mit großer Freude gelohnt.

Von einem funktionellen Beckenbodentraining profitiert wirklich jede Frau, egal ob sie Mutter ist oder nicht, sie an einer klassischen Rückbildungsgymnastik teilgenommen hat oder nicht, sie an Beckenbodenbeschwerden leidet oder nicht, sie operiert ist oder nicht oder wie alt sie ist! Ein gut trainierter Beckenboden ist ein wertvoller – wenn auch versteckter – Schatz, welcher sich zu finden lohnt! Es warten einige Veränderungen auf Dich, wenn Du diesen zentralen Muskel aktivieren lernst! Je früher Du mit dem Training startest, desto besser.

Nun wünsche ich Dir viel Spaß beim Erforschen der Zusammenhänge rund um den Beckenboden und vor allem bei Deinem Training!

Vroni Raab-Kronski

Kapitel 1

Ein bisschen Anatomie muss sein

Ein Streifzug durch den Körper

Um Übungen richtig ausführen zu können, ist die Kenntnis über die Anatomie des weiblichen Muskelkorsetts äußerst wichtig. Je besser das theoretische Wissen über die Rumpfmuskulatur ist, umso genauer und effektiver wird das Training sein. Der Beckenboden nimmt dabei eine ganz besondere Rolle ein. Er liegt im Verborgenen und geht mit einer Vielzahl anderer Muskeln Verbindungen und Synergien ein. Das Training lässt sich dadurch sehr abwechslungsreich und spannend gestalten.

Wenn wir verstehen, was wir tun, wird es uns leichter fallen, nicht sichtbare Muskeln anzuspannen und uns auf muskuläre Zusammenspiele einzulassen.

Dieses Kapitel ist recht ausführlich geschrieben und richtet sich an all diejenigen, die sich für die anatomischen Zusammenhänge interessieren. Allen anderen empfehle ich, dieses Kapitel locker zu lesen, ohne den Anspruch zu haben, alles sofort verstehen zu müssen. Spätestens bei den Übungen stellt sich das Verständnis meist von selbst ein.

1.1 Die weibliche Körpermitte

Das weibliche Muskelkorsett wird sowohl von knöchernen Strukturen (Wirbelsäule, Becken, Brustkorb), als auch von Muskeln (Bauch-, Rücken-, Beckenboden-, Zwerchfellmuskulatur) gestützt, umgeben und getragen.

1.1.1 Die Bauchmuskulatur

Je nach Verlauf unterscheidet man ein vertikales (m. rectus abdominis), ein schräges (m. obliquus externus und internus abdominis) und ein transversales (m. transversus abdominis) System der Bauchmuskulatur. Diese Verspannung ist notwendig, um dem Rumpf Beweglichkeit zu schenken und die Lage der inneren Organe zu sichern.

Die beiden Muskelbäuche des **m. rectus abdominis** (gerader Bauchmuskel) entspringen an den Knorpeln der fünften bis siebten Rippe. Durchbrochen von vier Schaltsehnen findet er am Schambein seinen Ansatz. Zwischen dem linken und rechten m. rectus abdominis befindet sich die Mittellinie, die linea alba (weisse Linie), als derbe Bindegewebsnaht des Bauches.
Der m. rectus abdominis ist für die Flexion (Beugung) der Wirbelsäule verantwortlich.

Die fächerartige Muskelplatte des **m. obliquus externus** (schräger, äußerer Bauchmuskel) entspringt an der fünften bis zwölften Rippe und zieht teils zur Bindegewebsnaht der linea alba, teils zum Schambein und teils zum Darmbeinkamm.

Der **m. obliquus internus** (schräger, innerer Bauchmuskel) verläuft ebenfalls fächerförmig vom Darmbeinkamm und der fascia thoracolumbalis (Faszie im Lendenbereich) zur Bindegewebsplatte der linea alba.
Die m. obliquui abdominis sind für die Rotation (Drehung) und Lateralflexion (Seitbeugung) der Wirbelsäule verantwortlich.

Die tiefste Schicht der Bauchmuskulatur bildet der **m. transversus abdominis** (tiefer, querver-

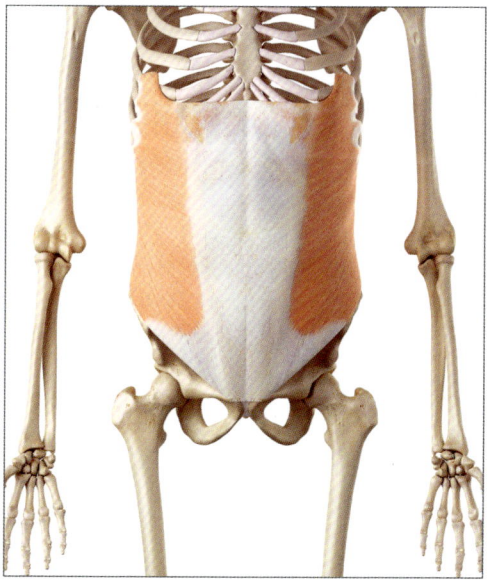

linea alba, weisse Linie

m. rectus abdominis

m. obliquus externus

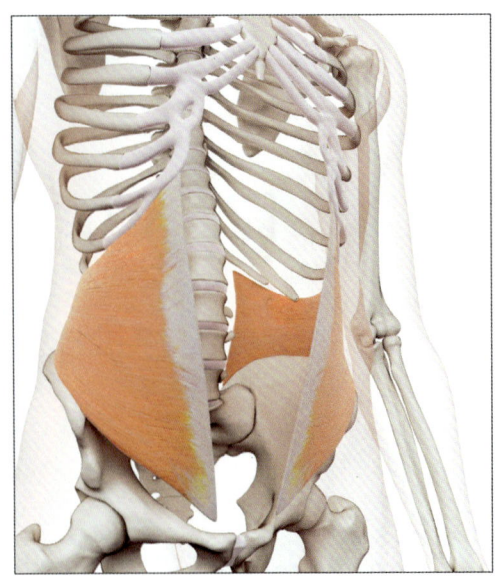

m. obliquus internus

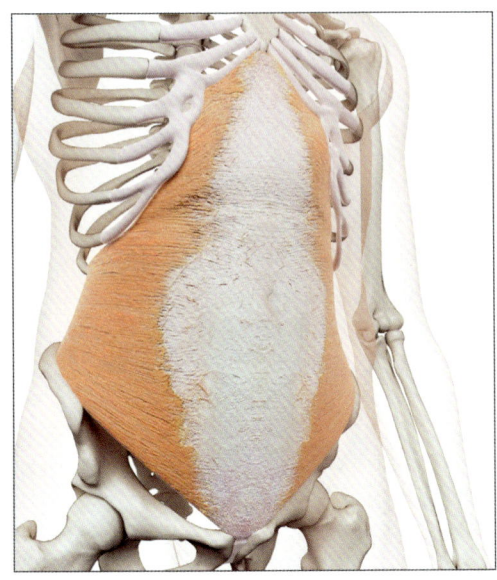

m. transversus abdominis

laufender Bauchmuskel). Er hat seinen Ursprung an der siebten bis zwölften Rippe, der fascia thoracolumbalis sowie am Darmbeinkamm und zieht ebenfalls zur Bindegewebsnaht der linea alba.

Der m. transversus abdominis ist für keine Bewegung verantwortlich. Er ist ein reiner Stabilisator. Zusätzlich wirkt er bei der Ausatmung und der Bauchpresse mit.

Der kleine, dreieckige Pyramidenmuskel – **m. pyramidalis** – entspringt am oberen Rand des Schambeines, verläuft neben der linea alba aufwärts und endet sehnig in deren Fasern. Damit gilt er als „Spannmuskel" der linea alba. Der m. pyramidalis kann nur einseitig angelegt sein,

variiert stark in Länge und Masse und fehlt sogar bei bis zu 25 Prozent der Menschen vollständig. Durch den Kontakt des m. pyramidalis zur linea alba, dem bindegewebigen Mittelstrang der Rektusscheide, besteht eine unmittelbare Beziehung zum m. transversus abdominis. Dieser ist ebenfalls Teil der Rektusscheide, und ist sowohl über den Leistenkanal als auch die Faszie am inneren Beckenrand direkt mit dem Beckenboden verbunden.

Aus diesem Grund kann der m. pyramidalis die Muskulatur des Beckenbodens mit jener der vorderen Bauchwand (m. transversus abdominis, m. obliquus externus, m. obliquus internus, m. rectus abdominis) verbinden und vernetzen.

WISSEN

Wird der m. transversus abdominis aktiviert, überträgt sich seine Spannung auf die fascia thoracolumbalis, welche auf Grund ihrer Lage die Lendenwirbelsäule stabilisieren kann. Somit übernimmt der m. transversus abdominis eine maßgebliche Rolle bei der Stabilisation des unteren Rückens.

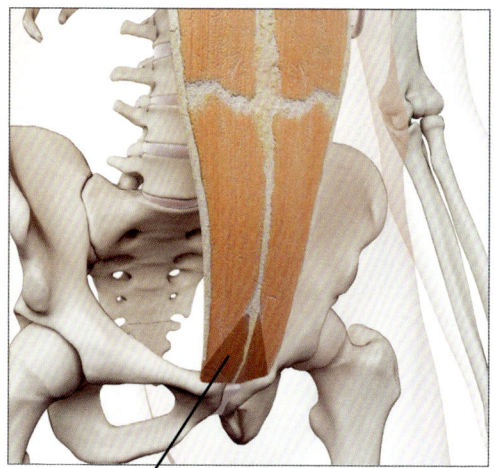

m. pyramidalis

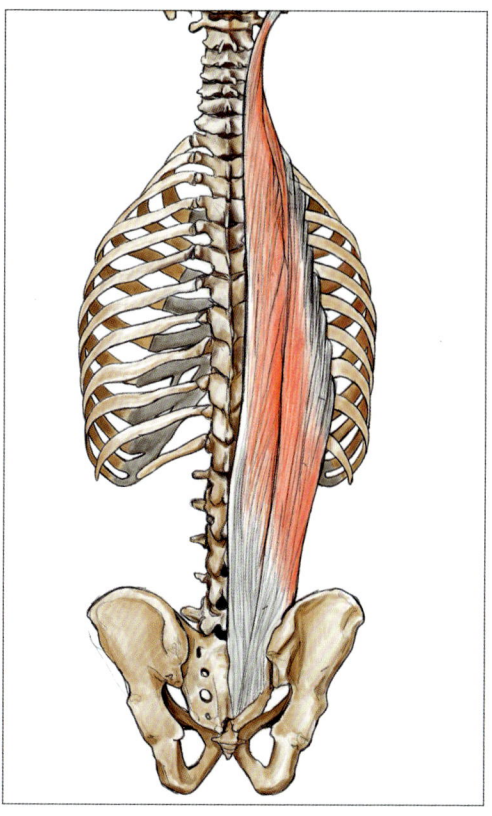

lateraler Trakt des m. erector spinae

1.1.2 Die Rückenmuskulatur

Der Rückenstrecker – **m. erector spinae** – wird in zwei Trakte unterteilt:

- Den lateralen oberflächlichen Trakt
- Den medialen tiefen Trakt

Der laterale Trakt gehört zum globalen, bewegenden Muskelsystem, besteht aus langen Muskeln und zieht vom Becken bis zum Schädel. Er ist vor allem für die Bewegungen der Wirbelsäule verantwortlich: Die Streckung, Beugung, Drehung und Seitneigung. Zum lateralen Strang zählen: m. iliocostalis, m. longissimus, m. splenius. Das globale Muskelsystem sorgt für die Regulierung von Gleichgewicht und Bewegung.

Der mediale Trakt zählt zum lokalen Muskelsystem und besteht aus einem Gerad- (umfasst vertikal verlaufende Muskeln) und Schrägsystem (umfasst kurze, schräg verlaufende Muskeln). Dieses tiefer liegende Muskelsystem hat vor allem Halte- und Stützfunktion für die Wirbelsäule.

Das Geradsystem besteht aus Muskeln, welche die Querfortsätze und die Dornfortsätze der Wirbel miteinander verbinden – mm. intertransversarii und mm. interspinales.

Im Schrägsystem ziehen die Muskeln von Quer- zu Dornfortsätzen. Es besteht aus mm. rotatores, m. semispinalis capitis, m. semispinalis cervicis und m. multifidus.

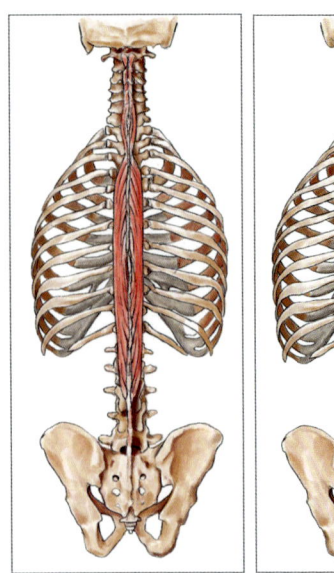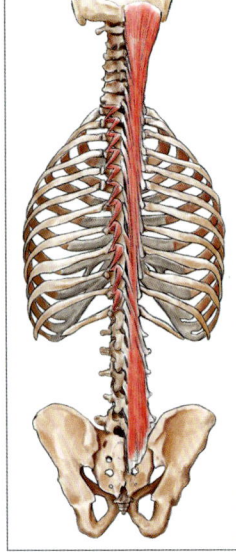

medialer Trakt des m. erector spinae: Geradsystem (links) und Schrägsystem (rechts)

Das lokale Muskelsystem soll durch segmentales Stabilisieren übermäßige Bewegungen zwischen der Gelenkoberfläche beschränken. Es stabilisiert und schützt somit die Gelenke.

1.1.3 Das Zwerchfell

Das Zwerchfell – **diaphragma pulmonale** – trennt Brusthöhle von Bauchhöhle. Seine kuppelförmige Struktur wird durch Muskelfasern gebildet, die vom Brustbein, der Innenseiten der sechs unteren Rippen und der Lendenwirbelsäule entspringen. Muskelfasern, kommend vom Brustbein, von der Innenseite der sechs unteren Rippen und von den Lendenwirbeln, bilden eine große Kuppel, deren Zentrum eine sehr feste Sehnenplatte ist. Die kräftigen Muskelschenkel des Zwerchfells werden Zwerchfellschlaufe genannt. Diese trägt zur Aufspannung der Brustwirbelsäule und der Lendenwirbelsäule bei.

Kontrahiert das Zwerchfell, vergrößert sich das Volumen des Brustraumes und mit ihm das

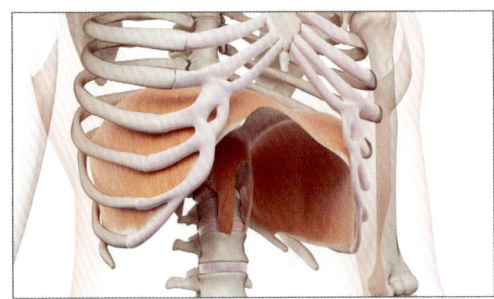

Zwerchfell

Volumen der Lungen. Luft strömt ein, es kommt zur Inspiration, der Einatmung. Erschlafft das Zwerchfell, verkleinert sich das Volumen des Brustraumes und mit ihm wieder das Volumen der Lungen. Luft strömt aus, es kommt zur Exspiration, der Ausatmung. Das Zwerchfell ist demnach einer der wichtigsten Atemhilfsmuskeln.

1.1.4 Das knöcherne Becken

Ursprungsgebiet für Muskeln der unteren Extremitäten, des Abdomens und des Rückens ist das Becken. Es verbindet Beine und Rumpf und fungiert als Bewegungsvermittler zwischen diesen beiden Körperabschnitten.

Das Becken besitzt die Form einer Schüssel und beinhaltet mehrere Funktionssysteme:
- Das Verdauungs- und Urogenitalsystem
- Das endokrine System
- Das Gefäß- und Nervensystem

Darüber hinaus ist das Becken der Ort der Befruchtung und der Geburt.

Die Knochen des Beckens

Das Becken besteht aus den beiden **ossa coxae** (rechtes und linkes Hüftbein), dem **os sacrum** (Kreuzbein) und dem **os coccygis** (Steißbein). Das os coxae ist entwicklungsgeschichtlich eine Verschmelzung der folgenden drei Einzelknochen: **Os pubis** (Schambein), **Os ischii** (Sitzbein), **Os ilium** (Darmbein).

Das os sacrum ist eine Verschmelzung von fünf Sakralwirbeln. Das os coccygis besteht aus drei bis sechs rudimentären Wirbelsegmenten, die allerdings verknöchert sind. Die Hüftbeine werden über die Iliosakralgelenke mit dem Kreuzbein, die Schambeine durch die Symphyse miteinander verbunden.

Das weibliche Becken ist im Vergleich zum männlichen in seinem Durchmesser größer, weniger hoch und der Beckeneingang ist weiter. Diese geschlechterspezifischen Unterschiede stehen im direkten Zusammenhang mit der Schwangerschaft und Geburt. Während der Schwangerschaft befindet sich das Kind oberhalb des Beckeneingangs – im großen Becken. Während der Geburt muss das kindliche Köpfchen den Beckenrand passieren, in das kleine Becken „hinein rutschen", um durch den engen Beckenausgang das Licht der Welt zu erblicken.

Die Gelenke des Beckens

Die **Symphyse** (Verbindung der beiden Beckenhälften über die Schambeine) ist eine Synchondrose, eine gelenkige, knorpelige Verbindung. Die aneinander grenzenden Knochenteile beider Schambeinanteile sind mit hyalinem Knorpel überzogen.

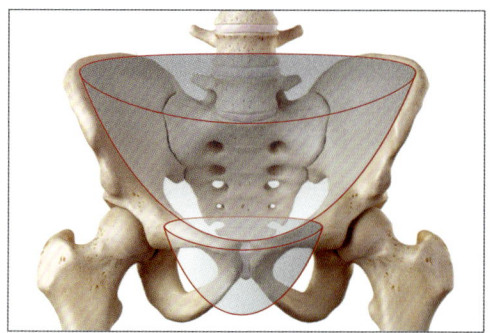

Das große und kleine Becken

Der Symphysenspalt wird von einer faserknorpeligen Scheibe ausgefüllt. Zusätzlich wird die Symphyse von zwei starken Bändern überspannt.

Die beiden **Iliosakralgelenke** verbinden die Hüftbeine mit dem Kreuzbein. Auf Grund ihres Aufbaus ist nur ein sehr geringer Bewegungsspielraum möglich. Dennoch sind sie für die Beweglichkeit des Menschen mit verantwortlich, denn sie sorgen für die Kraftübertragung zwischen dem Oberkörper und den Beinen.

Die **synoviale Gelenkverbindung** zwischen Kreuzbein und Steißbein ermöglicht ein Ausweichen des Steißbeins nach hinten. Zu dieser kleinen Bewegung kommt es vor allem unter der Geburt, wenn das Köpfchen des Kindes durch das kleine Becken geschoben wird.

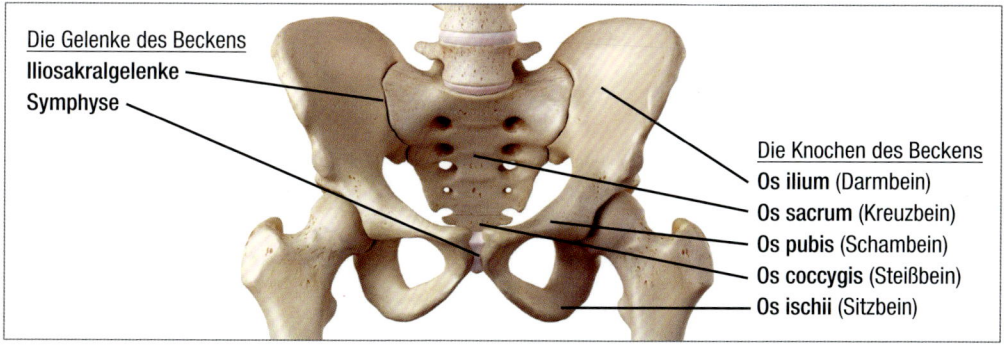

Die Gelenke des Beckens
Iliosakralgelenke
Symphyse

Die Knochen des Beckens
Os ilium (Darmbein)
Os sacrum (Kreuzbein)
Os pubis (Schambein)
Os coccygis (Steißbein)
Os ischii (Sitzbein)

Das knöcherne Becken

Was das Becken alles kann

Die Bewegungseinheit „Becken" kann im Stehen drei unterschiedliche Bewegungen durchführen: Das Becken aufrichten und kippen, nach rechts und links anheben und drehen.

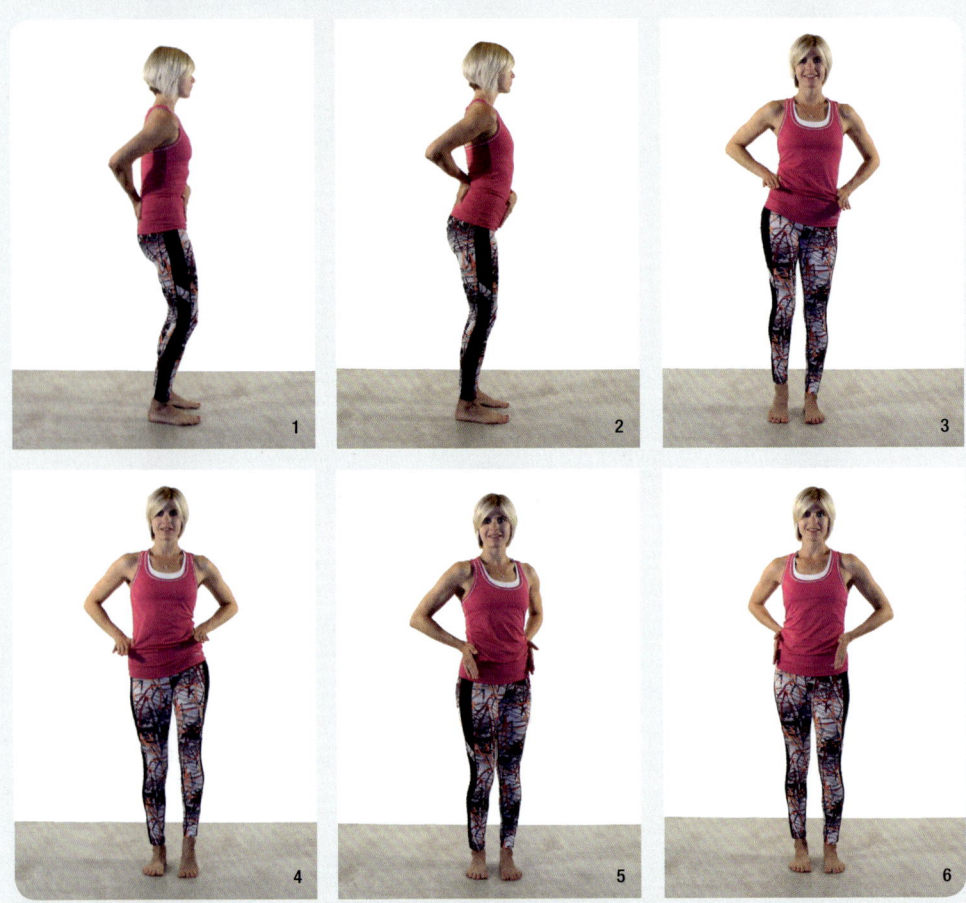

Bild 1: Die Beckenaufrichtung, der untere Rücken wird rund und die Sitzbeinhöcker schieben nach vorne und nähern sich an.

Bild 2: Beckenkippung, die Lendenwirbelsäule fällt in ein Hohlkreuz, die Sitzbeinhöcker schieben nach hinten und entfernen sich voneinander.

Bild 3, 4: Das Anheben der Beckenhälften lässt die Sitzbeinhöcker voneinander entfernen.

Bild 5, 6: Bei der Drehung schiebt sich die rechte Darmbeinschaufel nach vorne, die linke zurück und umgekehrt.

Diese Beckenbewegungen bewegen auch den Beckenboden. Genauso umgekehrt: Ohne eine gewisse Elastizität des Beckenbodens können diese Bewegungen nur eingeschränkt ausgeführt werden.

1.1.4.1 Die innere Becken-beweglichkeit

Ein in sich bewegliches Becken ist Voraussetzung für einen aktiven und lebendigen Beckenboden.

In den meisten Anatomiebüchern wird das Becken als „starrer Beckenring" dargestellt und dementsprechend wird ihm kaum Beachtung geschenkt. Begrifflichkeiten in diesem Kontext, wie z.B. „Pseudogelenke" oder „in sich unbeweglich" verstärken dieses Bild der Festigkeit. Dennoch sind kleine Bewegungen der Beckengelenke für die Bewegung und Koordination der Beine und Wirbelsäule, sowie unter der Geburt notwendig. Nur ein „stabiles, aber elastisches Becken" kann seinen Aufgaben gerecht werden und ist sogar erforderlich, wenn es um die Beckenbodenaktivität geht.

Die beiden Sitzbeinhöcker können in einer minimal möglichen Bewegung sowohl voneinander weg, als auch aufeinander zu bewegt werden.

Die Beckenbodenmuskeln wirken hoch komplex auf die Beckengelenke. Die zwischen beiden Sitzbeinhöckern verlaufende Beckenbodenmuskulatur fungiert wie eine aktive Muskelklammer. Wird diese aktiviert, nähern sich die Sitzbeinhöcker an. Die Beckenschaufeln dagegen weiten sich (**Outflare des Beckens**). Es kommt zu einer Verkeilung der Iliosakralgelenke. Diese Verkeilung schützt die Iliosakralgelenke, der Rumpf und die Wirbelsäule werden axial belastungsstabiler.

Genau umgekehrt verhält es sich bei einem entspannten Beckenboden: Die Sitzbeinhöcker sind voneinander entfernt, die Beckenschaufeln nähern sich an (**Inflare des Beckens**). Die Verkeilung der Iliosakralgelenke ist muskulär nicht gesichert, „sie hängen in den Bändern" und sind anfällig für Blockierungen.

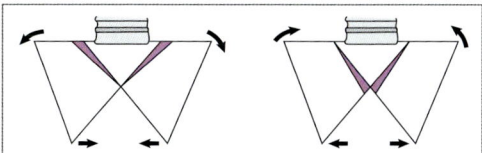

Die Verkeilung des Iliosakralgelenks
Outflare (links) und Inflare (rechts)

GUT ZU WISSEN

Zwei Muskeln des Beckenbodens (m. iliococcygeus, m. coccygeus) kreuzen die Iliosakralgelenke und können bei Aktivierung stabilisierende Kraft erzeugen[5]. Ein funktionelles Beckenbodentraining sorgt demnach auch für stabile Iliosakralgelenke und beugt ISG-Beschwerden vor.

Ein aktivierter Beckenboden bewirkt zusätzlich einen verkürzten Abstand zwischen Steiß- und Schambein, die sogenannte **Gegennutation** des Kreuzbeines. Dabei dreht das Kreuzbein zwischen den beiden Darmbeinschaufeln rückwärts.

Ein schlaffer Beckenboden verlängert dagegen den Abstand zwischen Steiß- und Schambein, es kommt zur **Nutation** des Kreuzbeines. Das

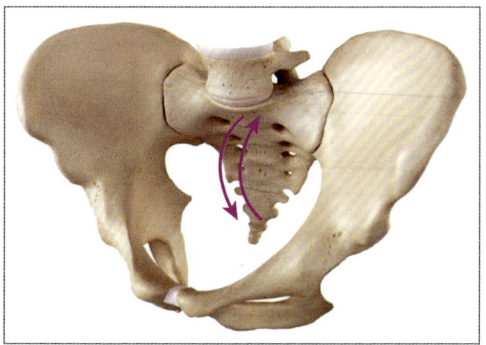

Pfeil nach oben: Gegennutation des Kreuzbeines
Pfeil nach unten: Nutation des Kreuzbeines

Vorwärtsdrehen des Kreuzbeines zwischen den Darmbeinschaufeln erweitert den Beckenausgang automatisch.

Das maximale Ausmaß der inneren Gelenkbeweglichkeit ist im Rahmen des Geburtsvorganges möglich: Die Gegennutation des Kreuzbeines und das Outflare des Beckens führt zu einer Vergrößerung des Beckeneingangs und ermöglicht den Eintritt des kindlichen Kopfes in das kleine Becken. Während der Austreibungsphase bewirkt eine Nutationsbewegung des Kreuzbeines und ein Inflare des Beckens eine Vergrößerung des Beckenausgangs.
Diese „innere Beckenbeweglichkeit" ist bei einigen Bewegungen spürbar, allerdings bedarf es einerseits ein Wissen über die „versteckten" Gelenke, andererseits ein gutes Körpergefühl und Gespür für subtile Bewegungen.

Endgradige Hüftbewegungen wie das Beugen und Strecken, Ab- und Adduktionen, Rotationen sowie endgradige Bewegungen der Lendenwirbelsäule bei Beugung und Streckung führen zu einer minimal möglichen Mitbewegung der inneren Beckengelenke. Bewegungen, welche das knöcherne Becken „schließen" und „verengen", stellen eine Impulskraft für den zu aktivierenden Beckenboden dar und können – bei richtigem Einsatz – das Wahrnehmen der Beckenbodenkraft verstärken.

Der Wechsel von „öffnenden" und „weitenden" zu „schließenden" und „verengenden" Positionen spielt im Hinblick auf das Prinzip der muskulären Vorspannung eine bedeutende Rolle: Eine vorangehende Dehnung des Beckenbodens führt bei seiner anschließenden Kontraktion zur größtmöglichen Kraftentwicklung.

Bewegung der Sitzbeinhöcker

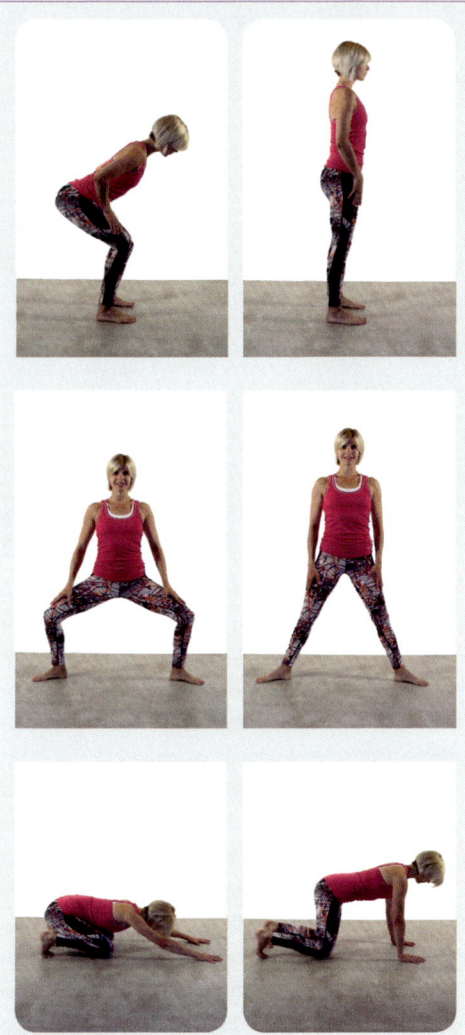

linke Spalte
Öffnende Bewegung: Sitzbeinhöcker entfernen sich voneinander, der Beckenboden weitet sich
rechte Spalte
Schließende Bewegung: Sitzbeinhöcker nähern sich an, der Beckenboden aktiviert

1.1.4.2 Lageorientierung für den Beckenboden

Der Beckenboden schließt das knöcherne Becken nach unten ab und spannt sich zwischen vier markanten, knöchernen Strukturen auf: Zwischen den beiden Sitzbeinhöckern, dem Scham- und Steißbein.

1.1.5 Die Beckenbodenmuskulatur

Ein Wunderwerk im Verborgenen
Während uns ein Anspannen und Loslassen oberflächlich gelegener Muskeln nicht schwer fällt, so entzieht sich der „versteckte Beckenboden" häufig unserer Körperwahrnehmung.

Dabei sind seine Aufgaben und Funktionen als Zentrum der Körpermitte komplex und hoch bedeutsam. Durch seine muskulären Verbindungen trägt er entscheidend zur Körperhaltung, Bewegung und Atmung bei. Er sorgt für eine ganzheitliche Muskelspannung im Körper, die sich wiederum auf ein gelöstes und unverkrampftes Erscheinungsbild auswirkt. Er schließt unser Becken nach unten mit Muskeln, Faszien und Bindegewebsstrukturen ab und ist somit verantwortlich für die Lage der Organe und die Kontinenz.

In Form einer Schale hat der Beckenboden die Aufgabe
• Das knöcherne Becken nach unten zu verschließen,

SPÜREN

Sitzbeinhöcker

Setze Dich auf einen Stuhl, öffne Deine Füße hüftschmal am Boden. Verlängere nun Deine Wirbelsäule, indem Du Deinen Scheitel Richtung Himmel lenkst.
Beginne im Wechsel Deine Wirbelsäule rund werden zu lassen, und wieder aufzurichten. Spürst Du die Sitzbeinhöcker rechts und links bei einer aufgespannten Wirbelsäule? Beim rund werden verlierst Du den Kontakt zu ihnen, Du sitzt auf Deinem Gesäß. Bleibe nun auf Deinen Sitzbeinhöckern sitzen, schließe die Augen, nehme sie wahr und versuche, Dir die Lage einzuprägen.

Steißbein

Bleibe auf dem Stuhl sitzen und schaukel Dein Becken sanft vor und zurück. Vielleicht spürst Du beim zurück schaukeln Dein Steißbein? Falls es Dir schwer fällt, taste Deine Wirbelsäule nach unten ab: Unter dem Kreuzbein, bei Beginn der Gesäßfalte, befindet sich das Steißbein.

Schambein

Schaukel Dein Becken wieder sanft vor und zurück. Vielleicht spürst Du beim vor schaukeln Dein Schambein? Versuche es zu tasten: Der Knochen unter Deinem Venushügel ist das Schambein.

- die inneren Organe von unten zu stützen und sie in ihrer Position zu halten
- und das Öffnen bzw. Verschließen der Körperöffnungen.

Der Beckenboden besteht aus drei Muskelschichten, die durch Faszien und Bindegewebe miteinander verbunden, jedoch durch Harnröhre, Scheide und After unterbrochen sind:
- Die äußere Schicht verläuft ringförmig um die Öffnungen Harnröhre, Scheide und After

- Die mittlere Schicht verläuft quer zwischen den Sitzbeinhöckern
- Die innere Schicht verläuft längs zwischen Schambein und Steißbein/Kreuzbein

Die folgende Beschreibung der drei Schichten des Beckenbodens soll eine Vorstellung darüber geben, wie sie übereinander liegen, welche Funktionsweisen sie jeweils haben und wie sie gezielt gespürt werden können.

Die äußere Schicht – Die Unabhängige

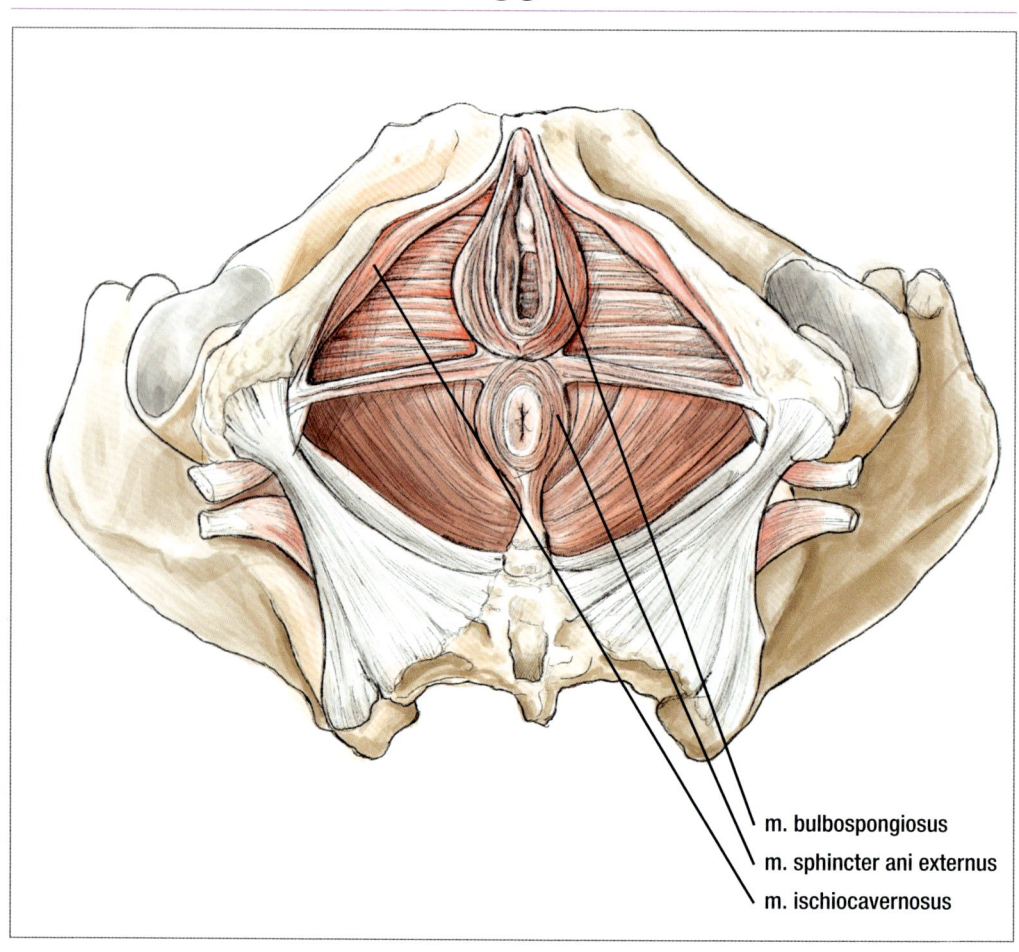

m. bulbospongiosus
m. sphincter ani externus
m. ischiocavernosus

Die äußere Schicht verläuft direkt unter der Hautoberfläche und besteht aus m. bulbospongiosus, m. ischiocavernosus und m. sphincter ani externus.

Der **m. bulbospongiosus** entspringt am Schambein, läuft um die Scheide herum zurück zum Schambein. Er ist für die Verengung der Scheidenöffnung verantwortlich und unterstützt den Harnröhrenschließmuskel.

Der **m. ischiocavernosus** hat den Ursprung an den Außenseiten der Schambeinäste und umgibt bei der Frau die Klitoris.

Der **m. sphincter ani externus** entspricht einem Ringmuskel, welcher willkürlich den Enddarm verschließen kann.

Aufgaben der Muskeln der äußeren Beckenbodenschicht:

- Anspannung schnürt den Scheideneingang
- Sicherung der Kontinenz
- Aktive Kontinenzsicherung der analen Ausscheidungen
- Anspannung erhöht den Verschlussdruck der Harnröhre

WISSEN

Das Wahrnehmen und Aktivieren der einzelnen Beckenbodenschichten sollte ohne Aktivierung der Hilfsmuskulatur gelingen. Die Hilfsmuskulatur ist gegenüber der Beckenbodenmuskulatur stärker und besser entwickelt und würde bei jedem Versuch des „Ansteuerns" dominieren.

Die Region zwischen After und Scheide wird als centrum tendineum perinei – Damm – bezeichnet und entsteht durch die Vereinigung von bindegewebigen und muskulären Strukturen aller Beckenbodenschichten.

Kommt es während dem Geburtsvorgang zu Verletzungen des Dammes, werden dadurch alle Beckenbodenschichten in Mitleidenschaft gezogen.

SPÜREN

Setze Dich auf einen Stuhl und spüre den Kontakt zu Deinen Sitzbeinhöckern. Öffne Deine Füße hüftschmal am Boden. Verlängere nun Deine Wirbelsäule, indem Du Deinen Scheitel Richtung Himmel lenkst.

Mit Hilfsmuskulatur: Lege Dir ein Kissen zwischen Deine Knie, welches Du nun zusammendrückst. Du wirst die Muskeln der Oberschenkelinnenseite, die Adduktoren, spüren. Es sind die Hilfsmuskeln der äußeren Beckenbodenschicht. Spürst Du zusätzlich eine Anspannung in Deiner äußeren Beckenbodenschicht?

Isoliert: Versuche nun die äußere Schicht isoliert anzuspannen, also ohne die Hilfsmuskulatur: Entferne dafür das Kissen zwischen Deinen Knien. Verschließe dann sanft die drei Körperöffnungen: Vagina, Harnröhre und After.

Über Reflexzone: Die Reflexzone für diese äußere Schicht liegt zwischen Deinen Augenbrauen. Bleibe dafür aufrecht auf dem Stuhl sitzen, schließe die Augen und beginne die Stirn zwischen Deinen Augen zu runzeln. Kannst Du eine zarte, subtile Reaktion in Deinem Beckenboden wahrnehmen?

Die mittlere Schicht – Die Unterstützerin

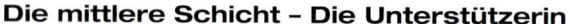

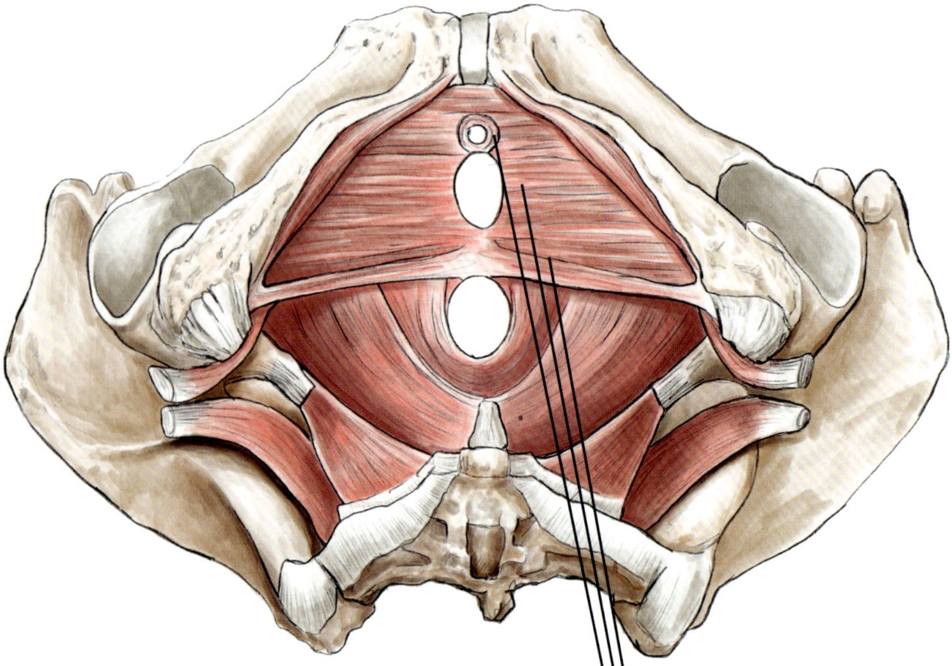

m. transversus perinei superficialis
m. transversus perinei profundus
m. sphincter urethrae externus

Die Mittlere Schicht wird auch als diaphragma urogenitale bezeichnet.

Diese Muskelplatte liegt unter der äußeren Beckenbodenschicht und bildet ein Dreieck zwischen den Sitzbeinhöckern und dem Schambein.

Der **m. transversus perinei profundus** – der tiefe, quere Dammmuskel – verläuft von der rechten Innenseite des Beckens zur linken Innenseite des Beckens, lässt Harnröhre und Scheide durchtreten und bildet den Hauptbestandteil des diaphragma urogenitale. Durch seine quere Lage stabilisiert er den darunter liegenden Spalt (das „Levatortor"), welchen der m. levator ani öffnet. Zudem schnürt er die Harnröhre und spannt den Damm mit auf.

Der **m. transversus perinei superficialis** hat seinen Ursprung an den Sitzbeinen und verschmilzt mit seinen gegenüberliegenden Muskelfasern und dem m. sphincter ani externus. Gemeinsam mit dem m. transversus perinei profundus trägt er zur festen Verbindung des Dammes bei. Dieser Muskel stellt die letzte Barriere während der Geburt beim Durchtritt des Kindes dar und wird von Hebammen oftmals manuell gedehnt.

Der **m. sphincter urethrae externus** ist ein Ringmuskel, welcher die Harnröhre willkürlich verschließen kann. Sobald der intraabdominale Druck erhöht wird, wie z. B. beim Husten, Niesen oder Hüpfen, aktiviert diese mittlere Schicht reflektorisch, um Kontinenz zu sichern.

Am Damm ist die mittlere Schicht mit der äußeren und der innersten Schicht verbunden. Ihre Hauptaufgabe besteht in der Stabilisierung des Beckens: Sie hält den unteren Rahmen des Beckens eng und somit das Becken in einer V-Form, zudem sichert sie die Beweglichkeit der Beckengelenke.

Aufgaben der Muskeln der mittleren Beckenbodenschicht:
- Schnürung der Urethra (Harnröhre)
- Reflektorischer Gegenhalt bei Druckerhöhung
- Sicherung der Kontinenz

SPÜREN

Setze Dich auf einen Stuhl und spüre den Kontakt zu Deinen Sitzbeinhöckern. Öffne Deine Füße hüftschmal am Boden. Verlängere nun Deine Wirbelsäule, indem Du Deinen Scheitel Richtung Himmel lenkst.

Mit Hilfsmuskulatur: Spanne nun Dein Gesäß an, die Hilfsmuskulatur der mittleren Beckenbodenschicht. Bemerkst Du zusätzlich Spannung in Deiner mittleren Beckenbodenschicht?

Isoliert: Fokussiere die beiden Sitzbeinhöcker und ziehe sie sanft zueinander.

Über Reflexzone: Die Reflexzone für diese mittlere Schicht liegt zwischen Deinen Schulterblättern. Bleibe dafür aufrecht auf dem Stuhl sitzen, schließe die Augen und beginne die Schulterblätter im Wechsel zueinander zu schieben und wieder voneinander zu entfernen. Kannst Du eine zarte, subtile Reaktion in Deinem Beckenboden wahrnehmen?

Die innere Schicht – Die Heberin

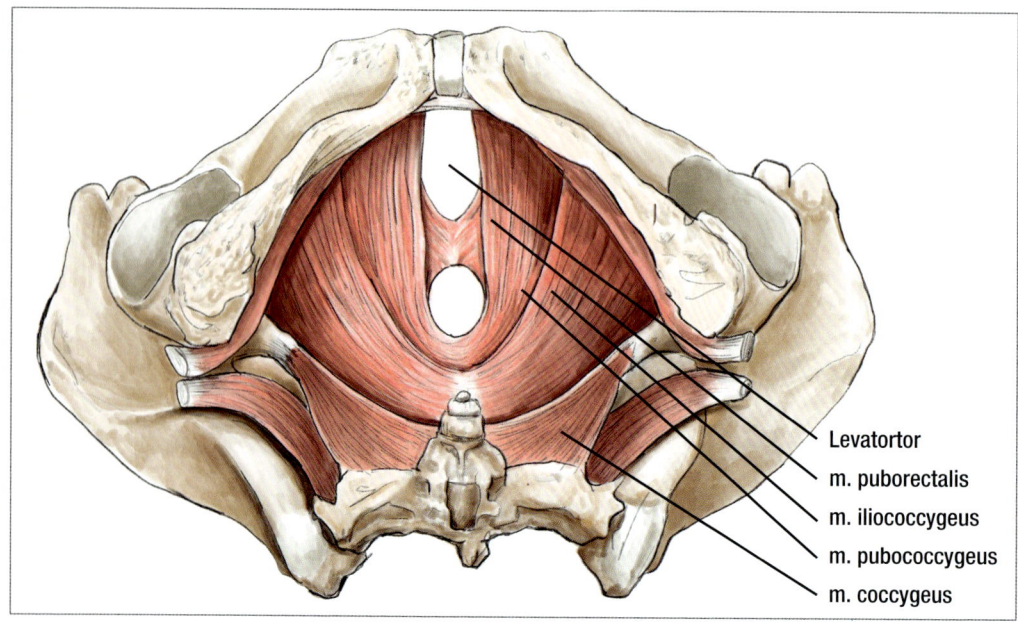

Levatortor

m. puborectalis

m. iliococcygeus

m. pubococcygeus

m. coccygeus

Die innere Beckenbodenschicht ist die flächengrößte und erstreckt sich fächerartig vom Kreuzbein zu den seitlichen Beckenknochenrändern nach vorne zum Schambein und bildet das sogenannte **Levatortor**. Dieses ermöglicht den Durchtritt von Harnröhre, Scheide und After, und ist zudem die Öffnung für das Kind bei der Geburt. Nicht umsonst spricht man vom „Tor zur Welt".

Am Damm ist die innere Schicht mit der mittleren und äußeren Schicht verbunden.

Der m. levator ani ist der Hauptmuskel der inneren Schicht und wird von drei Muskeln gebildet: m. puborectalis, m. pubococcygeus und m. iliococcygeus. Der **m. puborectalis** entspringt an der Innenseite der Schambeine, verläuft Richtung Kreuzbein und schlingt sich oberhalb des m. sphincter ani externus um den Enddarm. Als kräftigster Muskel des m. levator ani kann er durch schnelle Kontraktion die Darmwände bei Druckeinwirkung aneinander pressen. Durch die Kontraktion dieser Muskelschlinge wird das Darmrohr Richtung Schambein abgewinkelt, der sogenannte „Kontinenzwinkel" verkleinert sich und das Darmrohr wird verschlossen.

Der **m. iliococcygeus** entspringt an den Darmbeinen, den Sitzbeinen und einer Verdickung der Faszie des m. obturatorius internus (arcus tendineus) und zieht zum Steißbein. Zusammen mit dem m. puborectalis hebt er die Levatorplatte (muskulären Bereich zwischen After und Steißbein) an. Der After hebt sich und der Kontinenzwinkel wird unterstützt.

Der **m. pubococcygeus** entspringt an den Innenseiten der Schambeine und an einer Verdickung der Faszie des m. obturatorius internus (arcus tendineus) und zieht zum Steißbein. Er besitzt sowohl eine hebende, als auch eine senkende Beweglichkeit: Er wirkt reflektorisch hebend bei plötzlichen Druckveränderungen (Husten, Lachen, Niesen) und nachlassend, senkend bei der Entleerung und während der

Geburt. Zudem sichert er die Lage der Beckenorgane.

Der **m. coccygeus** (ursprünglich verantwortlich für die Schwanzwedelbewegung) entspringt am Steißbein und am Kreuzbein und verläuft zu den Sitzbeinen. Er kann das Steißbein sanft nach vorne zurückbewegen und verschließt zusammen mit dem m. piriformis die hintere knöcherne Lücke des Beckens.

Wird die innere Beckenbodenschicht aktiviert, kommt es zu einer Straffung, der Beckenboden hebt sich wie ein Sprungtuch an und zieht die Organe des Unterleibes höher in den Bauchraum hinein.

Je schmäler die Sitzbeinhöcker und je weiter die Beckenschaufeln stehen, umso besser ist der Halt, den diese Organe genießen (Outflare des Beckens). Zusätzlich wird das Levatortor verschmälert und die Vagina von den Seiten eingeschnürt. Ist diese Beckenbodenschicht erschlafft, so klafft das knöcherne Becken am Unterrand auf, die Organe sinken ab und haben wenig Halt. Die innerste Beckenbodenschicht besitzt den größten Einfluss auf unsere Körperhaltung, denn sie trägt dazu bei, das Becken und die Wirbelsäule aufzurichten: Ist diese Schicht angespannt, erhöht sich auch die Spannung im ganzen Körper, ist sie entspannt, erschlafft das Körperbild.

Aber nicht nur das: Diese Schicht des Beckenbodens steuert die Aufrichtung des Körpers, die wiederum das seelische Empfinden und die innere Haltung widerspiegelt – hier wird das direkte Wechselspiel der Spannung des Beckenbodens mit der Gefühlswelt deutlich. Gefühle wie Mitleid, Trauer aber auch während des Stillens lassen den Beckenboden weich und offen werden. Emotionen wie Selbstsicherheit, Bodenständigkeit und Durchsetzungskraft wirken stärkend auf den Beckenboden.

Aufgaben der Muskeln der inneren Beckenbodenschicht:
- Stabilisierung und Lagesicherung der Organe im kleinen Becken
- Sicherung der Kontinenz
- Reflektorische Anspannung bei Druckerhöhung

SPÜREN

Setze Dich auf einen Stuhl und spüre den Kontakt zu Deinen Sitzbeinhöckern. Öffne Deine Füße hüftschmal am Boden. Verlängere nun Deine Wirbelsäule, indem Du Deinen Scheitel Richtung Himmel lenkst.

Mit Hilfsmuskulatur: Ziehe nun Deinen Bauchnabel sanft nach innen und oben, aktiviere dabei den tiefen, queren Bauchmuskel, den Hilfsmuskel der inneren Beckenbodenschicht. Bemerkst Du zusätzlich Spannung in Deiner inneren Beckenbodenschicht?

Isoliert: Versuche nun die innere Schicht isoliert anzuspannen, also ohne die Hilfsmuskulatur: Lenke die Aufmerksamkeit in die Tiefe Deines Beckens. Fokussiere Dein Scham- und Steißbein, ziehe sie zueinander und leite diese Spannung „In Dich hinein".

Mit Reflexzone: Die Reflexzone für diese innere Schicht befindet sich im Bereich des Kiefers, des Gaumens und der Zunge. Bleibe dafür aufrecht auf dem Stuhl sitzen, schließe die Augen und beginne Deine Zunge gegen den Gaumen zu drücken. Kannst Du eine zarte, subtile Reaktion in Deinem Beckenboden wahrnehmen?

1.2 Muskeln, die mit dem Beckenboden in Verbindung stehen

Eine kompetente Vernetzung für den Beckenboden

Die muskulären Helfer des Beckenbodens lassen sich in intrinsische und extrinsische Muskeln unterteilen. Die intrinsischen Muskeln sind nicht über Gelenke, sondern durch Faszien mit dem Beckenboden verbunden und unterstützen somit direkt seine Funktion. Die extrinsischen Muskeln arbeiten auf Grund ihres Ansatzes am Becken indirekt mit dem Beckenboden zusammen.

1.2.1 Muskeln mit direkter Verbindung

Der m. obturatorius internus (innerer Hüftlochmuskel) ist über den arcus tendineus mit dem m. iliococcygeus verbunden, welcher den größten Anteil des m. levator ani darstellt.
Er entspringt an der membrana obturatoria des Beckens und zieht zur fossa trochanterica des Oberschenkels. Seine Funktion ist die Außenrotation, Flexion und Abduktion im Hüftgelenk.

Der m. iliococcygeus ist zwischen dem rechten und linken m. obturatorius internus aufgehängt. Bildlich gesehen bildet er eine Art „Hängematte": Wird der m. obturatorius internus bei einer Außenrotation der Hüftgelenke konzentrisch aktiviert, kommt es zu einer „Bremsarbeit" des m. iliococcygeus im Sinne seiner exzentrischen Aktivität. Diese funktionelle Verbindung ist auch sporttherapeutisch interessant: So kann über die Aktivierung des m. obturatorius internus der m. iliococcygeus exzentrisch trainiert werden.

Der paarige, birnenförmige Muskel – **m. piriformis** – entspringt an der Vorderfläche des Kreuzbeins und setzt am trochanter major des Oberschenkels an. Über das lig. anococcygeum steht er mit dem m. pubococcygeus in direktem Kontakt. Zusätzlich steht er über Bindegewebe mit dem m. coccygeus in Verbindung. Er ist bei der Außenrotation und Abduktion, sowie bei der Extension der Hüftgelenke mit beteiligt.

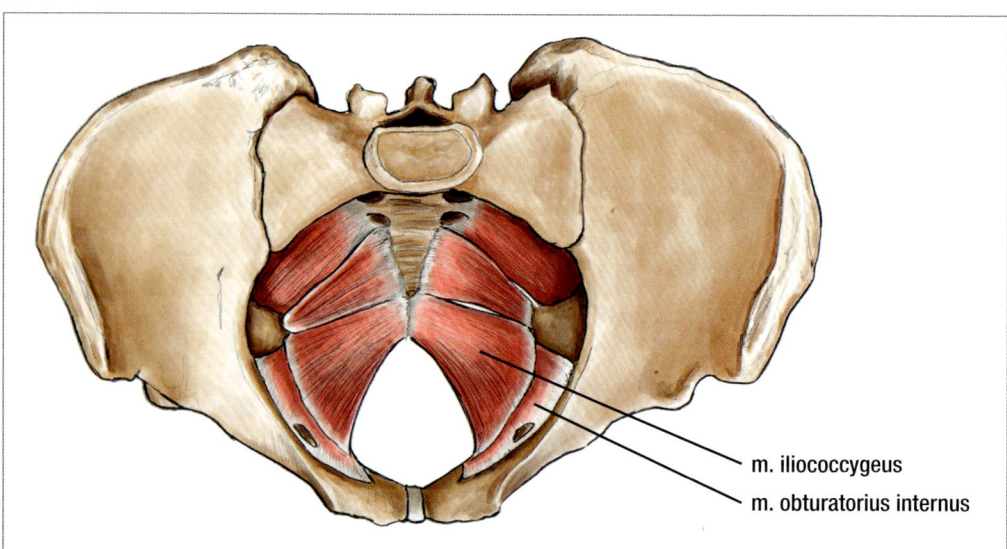

m. iliococcygeus
m. obturatorius internus

Verbindung des m. iliococcygeus zu dem m.obturatorius internus

Die innerste Schicht des Beckenbodens bildet demnach zusammen mit dem m. obturatorius internus und dem m. piriformis aufgrund der gleichgerichteten Faserverläufe eine fortgesetzte Muskelschlinge, welche zusammen kontrahiert. Die synergistische Zusammenarbeit stabilisiert zusätzlich die Iliosakralgelenke und verkeilt das Kreuzbein zwischen den beiden Hüftbeinen.

Der **m. transversus abdominis** ist gänzlich verbunden mit dem Leistenkanal und der Faszie, die am inneren Beckenrand entlang zieht. Er tritt somit direkt mit dem Beckenboden in Kontakt. Neuere Untersuchungen weisen nach, dass eine gezielte Aktivität des m. transversus abdominis zur Aktivierung des Beckenbodens führt und umgekehrt.

Der **m. rectus abdominis** ist im Bereich des Schambeins der faszial betrachtet tief liegendste Bauchmuskel. Seine Faszie läuft im tiefen Blatt der Rektusscheide Richtung Becken und trifft im Bereich der Symphyse auf die Faszie des m. pubococcygeus.

Die Muskelgruppe der **Adduktoren**, insbesondere der m. adductor magnus, weist eine faszia-le Verbindung von ihrem Ursprung am Sitzbeinhöcker zur Faszie des m. obturatorius internus und von dort weiter zum m. levator ani auf. Eine Tonuserhöhung der Adduktoren bewirkt somit eine Aktivierung des Beckenbodens.

Der **m. glutaeus maximus** bildet zusammen mit dem m. levator ani den sogenannten LFG-Komplex (Levator ani, Fossa ischioanalis, Glutaeus maximus). Der m. glutaeus maximus ist über kräftige Bindegewebssepten mit dem m. levator ani verbunden und kann diesen in seiner Funktion direkt unterstützen. Mittels funktionellem MRT konnte nachgewiesen werden, dass es zu einer synchronen Mitbewegung des m. levator ani bei Kontraktion des m. glutaeus maximus kommt [1].

WISSEN

Immer wieder wird behauptet, man müsse „nur das Gesäß anspannen, dann macht der Beckenboden schon mit". Das ist allerdings falsch – der Beckenboden wird in diesem Fall lediglich komprimiert!
In Notsituationen kann die Gesäßmuskulatur z. B. zur Kontinenzsicherung genutzt werden, da fasziale Verbindungen zur tiefen Beckenbodenschicht bestehen.

WISSEN

Die Bauchmuskeln stehen über fasziale Strukturen mit dem Beckenboden in Verbindung. Wissenschaftler konnten nachweisen, dass bei maximaler Kontraktion der Beckenbodenmuskulatur der m. transversus abdominis, m. obliquus internus, m. obliquus externus und der m. rectus abdomninis mit aktiviert werden [8].

1.2.2 Muskeln mit indirekter Verbindung

Als indirekte Helfer des Beckenbodens werden das Zwerchfell, der m. erector spinae und die Strecker der Hüfte angesehen, welche mit der Funktion der Beckenbodenmuskulatur in Beziehung stehen.

Das **Zwerchfell** ist ein zentraler Atemmuskel, welcher den Brust- vom Bauchraum trennt.

Der Beckenboden und die Atmung unterstützen sich gegenseitig und gehören eng zusammen.

Der Bauchinnenraum ist nach unten durch den Beckenboden, nach oben durch das Zwerchfell begrenzt. Bei der Einatmung dehnt sich das Zwerchfell aus und der Brustkorb weitet sich. Die inneren Organe werden dabei nach unten Richtung Beckenboden gedrückt, wobei dieser nachgeben muss. Bei der Ausatmung hebt sich das Zwerchfell wieder, der Brustkorb verkleinert sich, der Beckenboden hebt sich und spannt konzentrisch an.

Eine bewusste Ausatmung unterstützt die Wahrnehmung des „Zwerchfell-Beckenboden-Synergismus": Die Ausatmung aktiviert die tiefliegende Bauchmuskulatur, den m. transversus abdominis, welche schnürend wie ein Korsett die Eingeweide leicht anhebt. Dabei entsteht eine Sogwirkung und Verengung des Bauchraumes, wobei die gesamte Bauchdecke flächig nach innen zieht und in dieser Weise die Beckenbodenmuskulatur entlastet. Somit wird die Kontraktion des Beckenbodens unterstützt. Dieser Synergismus von Atmung und Anspannung der Beckenboden- und Bauchmuskulatur schützt den Beckenboden vor einem erhöhten abdominalen Druck und hilft, die Wirbelsäule zu stabilisieren.

WISSEN

Um das natürliche Ansteuerungsmuster zu unterstützen, sollte die Anspannung der Beckenbodenmuskulatur während des Übens mit der Ausatmung erfolgen.

Der m. erector spinae, insbesondere der tief liegende Anteil in Form des **m. multifidus**, ist auf Grund seines Ursprungs am Kreuzbein ein weiterer indirekter Helfer der Beckenbodenmuskulatur. Der m. multifidus ist im Bereich der Lendenwirbelsäule am stärksten ausgeprägt und bewirkt bei Kontraktion eine Nutation des Kreuzbeines. Das heißt, das zwischen den Darmbeinen liegende Kreuzbein wird über die gelenkige Verbindung der Iliosakralgelenke leicht nach vorne gekippt. In diesem Moment vergrößert sich der Abstand zwischen Steißbein und Schambein, somit auch der Durchmesser des kleinen Beckens, wodurch die Muskulatur des hier aufgespannten Beckenbodens gedehnt wird. Aktiviert die Bauchmuskulatur als Gegenspieler nicht ausreichend, kommt es zusätzlich zur Beckenkippung. Die Darmbeinschaufeln nähern sich an, während sich die Sitzbeinhöcker voneinander entfernen (Inflare des Beckens). Der Abstand zwischen den Sitzbeinhöckern erweitert sich ebenso, der Beckenboden ist gedehnt.

Überwiegt dagegen die Aktivität von **Ischiocrural**- und Glutäalmuskulatur, würde sich das Becken aufrichten und sich in Folge dessen der Abstand zwischen Kreuzbein und Steißbein verkleinern (Gegennutation). Ebenso verringert sich der Abstand zwischen den Sitzbeinhöckern (Outflare des Beckens). Der Durchmesser des kleinen Beckens verringert sich, wodurch sich die Beckenbodenmuskulatur in einem verkürzten Zustand befindet.

In diesem Sinne können auch Muskeln, welche keinen direkten Kontakt zum Beckenboden aufweisen, ihren Teil zur Beckenbodenspannung beitragen. Das muskuläre Gleichgewicht spielt dabei eine maßgebliche Rolle.

Kapitel 2

Körperliche Veränderungen während der Schwangerschaft

Mit einem wachsenden Bauch rechnet jede Schwangere. Aber wie früh sich der Körper auf die bevorstehende Schwangerschaft und Geburt einstellt – ganz schön überraschend!

Eine Schwangerschaft führt zu zahlreichen physiologischen Veränderungen. Meistens treten diese schon sehr früh auf und verstärken sich im Laufe der Schwangerschaft. Nicht nur das Körpergewicht, sondern auch die Stabilität der Gelenke, die Muskelkraft und die bindegewebigen Strukturen sind davon betroffen.

Mit der Geburt des Kindes kehrt der Körper leider nicht automatisch in den Zustand vor der Schwangerschaft zurück. Und so sind einige körperliche Veränderungen auch nach der Schwangerschaft noch bedeutsam, wenn es darum geht, den Körper durch Training bei seiner Erholung zu unterstützen.

2.1 Hormone

Mit Beginn der Schwangerschaft werden vermehrt Hormone als Informationsträger ausgeschüttet, um den Körper auf die Schwangerschaft und Geburt vorzubereiten. Dabei tragen sie von Anfang an maßgeblich zum Wohlbefinden der Mutter bei: Ist ihr übel, ist sie müde, hat sie unreine Haut, neigt sie vielleicht zu Krampfadern, Thrombosen oder einem niedrigen Blutdruck, Sodbrennen oder Verstopfung - diese Begleiterscheinungen sind oft dem Anstieg der Hormone zu verdanken.

Einige Hormone, wie das hCG (humanes choriongonadotropin), hPL (humanes plazentalaktogen), Östrogen und Progesteron werden von der Plazenta gebildet. Das **hCG** regt die Gelbkörper an, verstärkt Östrogen und Progesteron zu produzieren. Das **hPL** führt zu einer geringeren Sensibilität gegenüber Insulin in den mütterlichen Zellen, wodurch der Glukosespiegel der Mutter steigt und somit mehr Glukose für die Versorgung des Babys bereit steht. Das Östrogen fördert die Durchblutung der Organe und damit auch das Wachstum der Gebärmutter. Es bereitet die Brust auf die Milchproduktion vor. Das **Progesteron** hemmt die Muskeltätigkeit der Gebärmutter und verhindert frühzeitige Kontraktionen. Durch diese hormonell bedingte Entspannung kann es im Darmbereich zu Verstopfungen und im Bereich der Speiseröhre und des Mageneingangs zu Sodbrennen kommen.

Die Hormone Prolaktin, Oxytocin, Cortisol, Relaxin sowie die Schilddrüsenhormone werden von der Mutter produziert. **Prolaktin** lässt das Brustdrüsengewebe wachsen und wird nach der Geburt durch das Saugen des Kindes an der Brust verstärkt ausgeschüttet. So wird die Milchproduktion in der Brust stimuliert. Das Saugen des Kindes nach der Geburt setzt **Oxy-**

tocin frei. Es regt die Wehentätigkeit und den Milchfluss nach der Geburt an. Durch erhöhte Stoffwechselvorgänge während der Schwangerschaft steigt der Bedarf an **Schilddrüsenhormonen** um bis zu 50 Prozent an. Auch der **Cortisol**-Spiegel steigt während der Schwangerschaft an. Cortisol hat die Aufgabe, ausreichend Glukose bereit zu stellen, um den Körper in Stresssituationen mit zusätzlicher Energie zu versorgen. Dafür wandelt das Cortisol Eiweiße, welche sich auch als Kollagen und Elastin im Bindegewebe der Haut befinden, in Zucker um. Die durch den Eiweißabbau geschwächte Haut verliert immer mehr an Elastizität. Wird die Haut nun gedehnt, wie bei dem wachsenden Bauch, können Risse, bzw. Schwangerschaftsstreifen, entstehen. Eine verstärkte **Relaxin** Produktion bewirkt während der Schwangerschaft, dass sich Bandverbindungen lockern. Gelenke werden weicher, elastischer und instabiler, da sie nicht mehr optimal von Sehnen und Bändern stabilisiert werden können. Insbesondere in den Bereichen Becken, Hüftgelenken, Lendenwirbelsäule und Kreuzbein kann es zu Instabilitäten und daraus resultierenden Schmerz kommen.

2.2 Herz-Kreislauf-System

Das Herz schlägt bei Schwangeren für zwei. Um dieser Mehrarbeit gerecht zu werden, bereitet sich der Körper einer Schwangeren unter dem Einfluss von Hormonen entsprechend darauf vor.

Zunahme des Blutvolumens

Das Progesteron führt vor allem in der Frühschwangerschaft zu einer verminderten Spannung der glatten Gefäßmuskulatur, wodurch deren Widerstand abnimmt. Um dies zu kompensieren steigt das Blutvolumen, wobei die Zunahme überwiegend durch „Wasser", nicht durch „Blutzellen", wie z.B. den Erythrozyten, erreicht wird. Es entsteht eine Blutverdünnung, die sogenannte Schwangerschaftsanämie, welche einen verbesserten Blutfluss zur Plazenta gewährleistet. In der 32. Schwangerschaftswoche ist das Blutvolumen um 50 Prozent erhöht und hat sein Maximum erreicht.

Mehrarbeit des Herzens

Während der Schwangerschaft wird die Durchblutung des Uterus und damit die Versorgung des Kindes um bis zu 500 Milliliter pro Minute erhöht. Um diese Zusatzarbeit zu bewältigen, steigt das Herzminutenvolumen (Blutvolumen, welches pro Minute vom Herzen in den Körperkreislauf ausgeworfen wird) durch eine Erhöhung des Herzschlagvolumens (Blutvolumen, welches pro Herzschlag in den Körperkreislauf ausgeworfen wird) um etwa zehn Prozent und durch einen Anstieg der Herzfrequenz um etwa fünfzehn Schläge pro Minute.

Durch die hormonelle Weitstellung der Gefäße profitiert die Plazenta ein weiteres Mal, indem ihre Durchblutung verbessert wird.

Blutdruck und Ödeme

Ein normaler Blutdruck liegt laut WHO zwischen 100 bis 130 mmHg (systolischer, oberer Wert) und 60 bis 85 mmHg (diastolischer, unterer Wert). Da die hormonelle Weitstellung nicht nur auf Gefäße im Bereich der Gebärmutter wirkt, sondern auch auf alle übrigen Gefäße, sinkt der systolische Blutdruck bis zur Mitte der Schwangerschaft etwas ab und erreicht erst gegen Ende der Schwangerschaft wieder seinen Ausgangswert. Auch der diastolische Blutdruckwert kann bis zu 15 mmHg abnehmen. Dies kann zu Kreislaufbeschwerden wie Schwindel und Müdigkeit führen.

Als Folge der kardiovaskulären Veränderungen kann es in der Schwangerschaft zu vermehrten Wassereinlagerungen an Füßen, Beinen, Händen und Gesicht kommen. Ursache für diese „Ödeme" ist die Gefäßweitstellung, welche das Blut schlechter abtransportieren und leichter im Gewebe versacken lässt. Zusätzlich sind die Gefäße durchlässiger als sonst und gewähren einen verstärkten Flüssigkeitseintritt. In den Zellzwischenräumen des „aufgelockerten" Gewebes kann sich somit leichter Wasser ansammeln.

Krampfadern und Thrombosen

Krampfadern zählen zu den unangenehmen Begleiterscheinungen einer Schwangerschaft. Die Ursache findet man im Zusammenwirken unterschiedlicher Faktoren: Der Kreislauf einer Schwangeren leistet Schwerstarbeit. Bis zur Geburt des Kindes wird sich die Blutmenge fast verdoppelt haben und die Venen sind entsprechend belastet. Hormonveränderungen führen dazu, dass sich die Muskelwände der Blutgefäße entspannen. Die Blutgefäße werden weiter und das Blut kann sich in den Beinen stauen. Die wachsende Gebärmutter führt zusätzlich zu einer Kompression der Venen, insbesondere der vena cava inferior (die untere Hohlvene), welche das Blut von den unteren Extremitäten,

WISSEN

Häufiges Aufstehen, Herumlaufen aber vor allem sportliche Betätigungen sorgen für eine gleichmäßige Blutverteilung in den Beinen. Die Anspannung der Beinmuskeln wirkt wie eine natürliche Muskelpumpe, fördert den Blutfluss zurück zum Herzen und wirkt Thrombosen entgegen.

dem Becken sowie den Bauchorganen aufnehmen und zum Herzen weiter leiten sollen. Durch den erhöhten Druck kommt es zu einem verringerten Rückstrom zum Herzen und in Folge dessen zu einem Stau des Blutes vor allem in den Beinen, sowie im Anal- und Genitalbereich. Diese Stauung in Kombination mit dem weicheren Bindegewebe der Gefäße führt zu „aussackenden Venen", den Krampfadern.

Während der Schwangerschaft ist das Thromboserisiko auf das Vierfache erhöht[3]: Die Krampfader stellt ein Flusshindernis für das Blut dar, welches in der Schwangerschaft zu einer schnelleren Gerinnung neigt, um auf diese Weise Mutter und Kind vor zu viel Blutverlust während der Geburt zu schützen. Auch der verringerte Rückstrom zum Herzen begünstigt nun das Entstehen von „Gerinnseln", den sogenannten Thrombosen.

Entstandene Thrombosen können am Ort ihrer Entstehung zu einer Venenentzündung führen. Werden diese Gerinnsel mit dem Blutstrom weiter transportiert und behindern dabei den Blutfluss eines Organs, spricht man von einer Embolie (z. B. Lungenarterien-, Plazentaembolie, Schlaganfall).

Im Wochenbett erhöht sich das Thromboserisiko um ein weiteres.

2.3 Atmung

Entsprechend dem Herz-Kreislauf-System finden sich auch an der Lunge schwangerschaftsspezifische Anpassungen. Im Verlauf der Schwangerschaft steigt der Sauerstoffbedarf und es kommt zu einer vertieften Atmung, wofür ein erhöhter Progesteronspiegel verantwortlich gemacht wird. Die Steigerung der Sauerstoffaufnahme übertrifft den Sauerstoffverbrauch, somit liegt eine schwangerschaftsspezifische Hyperventilation vor, welche den plazentaren Gasaustausch zwischen Mutter und Kind verbessert und eine kindliche Sauerstoffminderversorgung verhindert.

Im zweiten Teil der Schwangerschaft kommt es durch den größer werdenden Uterus zur Anhebung des Zwerchfells um etwa vier Zentimeter, wodurch der vertikale Brustdurchmesser abnimmt. Die hormonell bedingte Abnahme des Muskeltonus führt zur Ausdehnung der Zwischenrippenräume und zu einer Zunahme des Thoraxvolumens. Entgegen der Annahme einer Schwangeren, ihre Atemkapazität nehme ab, ist sie auf Grund der Thoraxausdehnung in Wirklichkeit sogar verbessert.

Diese veränderte Lungenfunktion bringt Symptome mit sich: Bei 50 Prozent der Schwangeren tritt subjektiv empfundene Atemnot bei körperlicher Belastung auf.

2.4 Gewichtszunahme

Die Gewichtszunahme ist die augenscheinlichste Veränderung des Körpers während der Schwangerschaft. Diese entsteht durch das Wachstum von Kind, Uterus und Plazenta sowie einer physiologischen Ödembildung. Die Gewichtszunahme beträgt idealerweise zwischen neun und zwölf Kilogramm und unterliegt verständlicherweise großen physiologischen Schwankungen.

Die Deutsche Gesellschaft für Ernährung empfiehlt Schwangeren, sich im Hinblick auf die Gewichtszunahme an ihrem Body Mass Index (BMI) vor der Schwangerschaft zu orientieren:

BMI	Zunahme (Gewicht)
< 18,5 (Untergewicht)	12 bis 18 kg
18 bis 25 (Normalgewicht)	11 bis 16 kg
25 bis 30 (Übergewicht)	7 bis 11 kg

Diese Werte sind allerdings Empfehlungen und sollten auch als solche verstanden werden. Schwangere Frauen, die etwas weniger oder mehr wiegen, müssen sich keine Sorgen machen, geschweige denn ein schlechtes Gewissen haben. Das Gewicht wird in regelmäßigen Abständen kontrolliert und kann zusammen mit weiteren Merkmalen wichtige Hinweise geben, ob es Mutter und Kind gut geht.

2.5 Bindegewebige und muskuläre Veränderungen

Symphyse

Die Hormone Relaxin und Östrogen verursachen eine Auflockerung des Bandapparates sowie eine vergrößerte Gelenkmobilität, was vor allem den Geburtsweg durch das knöcherne Becken erleichtern soll. Die Symphyse, welche als knorpelige Verbindung die beiden Beckenhälften miteinander vereint, weitet sich im Laufe der Schwangerschaft um drei bis vier Millimeter. Der Symphysenspalt beträgt bei einer nicht schwangeren Frau drei bis fünf Millimeter, im achten Schwangerschaftsmonat kann er sich auf sechs bis acht Millimeter erweitern. Am häufigsten tritt diese „Symphysenlockerung" in der Mitte der Schwangerschaft auf. Frauen, die darunter leiden, klagen häufig über Schmerzen im Schambereich, in den Leisten, am Rücken, im Hüft- und Beckenbereich. Sehr typisch ist auch der „Watschelgang" mit nach außen rotierten Füßen.

Iliosakralgelenk

Da das Iliosakralgelenk eine straffe Bandsicherung aufweist, wirken auch hier die Hormone auflockernd. Das kann Schmerzen verursachen, welche bis in die Oberschenkel und das Kreuzbein ausstrahlen.

Meistens erhalten die Symphyse und das Iliosakralgelenk fünf Monate nach der Geburt ihre

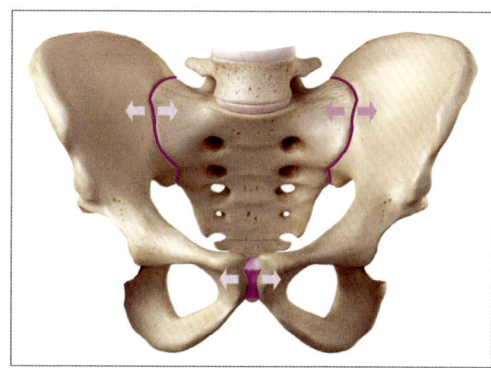

Zu locker: Die Iliosakralfugen und die Symphyse halten die Beckenhälften zusammen. In der Schwangerschaft weiten sich diese Verbindungen.

gewohnte Festigkeit zurück[10]. Allerdings sorgen die „Stillhormone" dafür, dass die alte Stabilität erst nach dem Abstillen wieder gegeben ist.

GUT ZU WISSEN

Beckenbodentraining stabilisiert das ISG funktionell, da sich das Kreuzbein durch den Zug der querverlaufenden Beckenbodenmuskulatur zwischen den Sitzbeinhöckern verkeilt und somit belastungsstabiler wird. Da die Symphyse Ansatzfläche für einige Beckenbodenmuskeln darstellt, kann auch sie durch ein gezieltes Beckenbodentraining stabilisiert werden.

Beckenbodenmuskulatur

Da auch Muskeln und Sehnen größtenteils aus Bindegewebe bestehen, lässt die Spannkraft des Muskel- und Sehnenapparats nach und die Funktionseinheit ist weniger belastbar. Am meisten leidet darunter der Beckenboden. Er verliert hormonell bedingt an Spannung und Kraft, muss aber zeitgleich das immer größer und schwerer werdende Baby im Bauch tragen. Dies kann bereits in der Schwangerschaft zu Beckenbodenschwächen führen, die sich z.B. durch Harninkontinenz (beim Husten, Niesen, Tragen, Laufen) oder durch ein Druckgefühl nach unten bemerkbar machen.

Bauchmuskulatur

Mit fortschreitendem Bauch-Wachstum kommt es in den meisten Fällen ab dem fünften Schwangerschaftsmonat zu einer Rektusdiastase: Die zwischen den beiden Muskelsträngen des m. rectus abdominis liegende linea alba gibt unter dem Einfluss von Hormonen nach, um dem wachsenden Baby im Bauch mehr Platz zu gewähren und die beiden Muskelstränge driften voneinander weg. Eine Rektusdiastase ist meistens zwischen zwei bis zehn Zentimetern breit, zwölf bis fünfzehn Zentimeter lang und im Bereich des Bauchnabels am stärksten ausgeprägt. Nach der Geburt bildet sich dieser Spalt meist innerhalb weniger Monate zurück. Bleibt jedoch ein mehr als zwei Zentimeter breiter Spalt bestehen, spricht man von einer krankhaften Diastase, die in Extremfällen operiert werden muss.

Eine durch die Rektusdiastase geschwächte Bauchmuskulatur kann ihrer Halte,- Stütz- und Tragefunktion nicht mehr gerecht werden. Als

Folge können Instabilitäten in der Lendengegend, chronische Schmerzen im unteren Rücken und Verdauungsprobleme auftreten. Ebenso begünstigt eine Rektusdiastase Bauchwand- und Nabelbrüche.

Selbsttest nach der Geburt

Eine Rektusdiastase kann auf dem Rücken liegend mit ausgestreckten Beinen mit den Fingern selbst erspürt werden: Der Kopf wird angehoben und das Kinn der Brust angenähert. Ungefähr ein bis zwei Zentimeter über dem Bauchnabel ist ein Spalt des m. rectus abdominis spürbar. Dieser sollte nicht mehr als zwei Finger breit sein.

Bewegungen, welche eine Rektusdiastase während und nach der Schwangerschaft vergrößern können

Bewegungen, welche den geraden Bauchmuskel beanspruchen, sollten vermieden werden, da sie die Diastase zusätzlich vergrößern können. Dazu gehören:
- Aufrollende Bewegungen jeder Art aus dem Liegen
- Übungen für den geraden Bauchmuskel (crunches, sit ups)
- Zu schweres Heben und Tragen
- Zu starkes Pressen während der Geburt
- Husten, Niesen mit rundem Rücken

Bewegungen, welche die Rückbildung einer Rektusdiastase unterstützen können

Trainiert werden sollten die tiefer liegende schräge und die querverlaufende Bauchmuskulatur, sowie der Beckenboden. Diese Muskeln wirken bei Anspannung wie ein muskuläres Korsett, sie schnüren stabilisierend den Rumpf und helfen dabei die Diastase zu schließen.
- Immer über die Seite aufrichten! Somit werden aufrollende Bewegungen vermieden, welche z.B. dem crunch ähnlich sind.

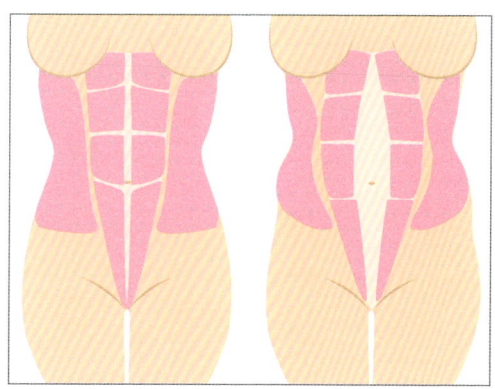

Rektusdiastase (rechts)

WISSEN

Erst wenn die Rektusdiastase kleiner als zwei Finger breit ist, kann die gerade Bauchmuskulatur durch aufrollende Bewegungen gekräftigt werden. Bis dahin sollten Übungen der tiefen und schrägen Bauchmuskulatur im Vordergrund stehen, da sie die Muskelstränge zusammen ziehen.

- Aktivierung des Muskelkorsetts (tiefe Bauchmuskulatur und Beckenboden) sowohl bei den Übungen, als auch im Alltag.
- Husten und Niesen immer mit geradem Oberkörper, welcher sich dabei zur Seite dreht

2.6 Fasziale Strukturen

Die Faszien nach der Schwangerschaft

Sobald das Kind ab dem siebten Schwangerschaftsmonat mehr und mehr Raum im Bauch der Mutter benötigt, geraten alle Schichten der Bauchwand unter Druck. Und genau dieser Vorgang hat einen großen Einfluss auf die Faszien des gesamten Rumpfes.

Durch die Einwirkung von Hormonen verändert sich die Grundspannung des Gewebes – es muss geschmeidiger werden. Die natürlichen Faltungen des Bauchfells, die sich normalerweise zur Stabilisierung um die Organe legen, „entfalten" sich. Dadurch hat der Bauchraum nach vorne mehr Volumen für das wachsende Kind zur Verfügung. Das Bauchfell dehnt sich hierfür fast auf das doppelte seiner ursprünglichen Größe aus.

Ganz anders dagegen reagieren die Muskelfaszien in den Beinen auf das veränderte Körpergewicht. Sie müssen dem größeren Gewicht vor der Wirbelsäule Stand halten, sonst würde eine Schwangere unter dem Einfluss der Schwerkraft vornüberfallen. Die Beinmuskulatur muss also Extraarbeit leisten und verstärkt in Folge dessen die Faszienspannung. Dasselbe gilt für die Rückenstreckmuskulatur.

Es kommt häufig vor, dass sich die während der Schwangerschaft notwendige Extraspannung nach der Geburt weiter in den Beinen und im Rücken hält, obwohl sie längst nicht mehr nötig wäre[7]. „Unelastische" fasziale Strukturen können Schmerzen verursachen, schränken Leistungen ein und erhöhen die Verletzungsanfälligkeit.

Über dynamische Dehnübungen können fasziale Strukturen ihre Elastizität wieder erhalten: Mal schwungvoll mit großen Bewegungsamplituden, mal kleiner, bewegend, sanft federnd innerhalb der Dehnspannung.

Kapitel 3

Einfluss der Körperhaltung auf die Beckenbodenaktivität

Ein starker und gut vernetzter Beckenboden ist die Basis einer guten Körperhaltung

In welchem Zusammenhang stehen Haltung und Beckenboden? Die Körperhaltung ist etwas Äußerliches und Sichtbares, während der Beckenboden „versteckt" und nicht sichtbar im Inneren des Körpers liegt.

Eine schlechte Körperhaltung kann eine Vielzahl von Beschwerden mit sich bringen, unter anderem auch Schmerz und Dysfunktion des Beckenbodens. Aber ebenso können Schwäche und Schmerz des Beckenbodens die Körperhaltung beeinflussen.

Im Folgenden wird aufgezeigt, welchen Stellenwert die Körperhaltung in Bezug auf den Beckenboden einnimmt. Spätestens jetzt soll klar werden, dass ein ausschließlich isoliertes Ansteuern des Beckenbodens als Training seinen Funktionen bei Weitem nicht gerecht wird.

3.1 Die krumme Körperhaltung

Eine unphysiologische, krumme Körperhaltung (Beugestellung der Wirbelsäule, gesenkter Brustkorb, nach vorne geschobener Kopf, Hüftadduktion, Innenrotation der Schultern) erhöht den Druck des intraabdominalen Raumes. Die Muskulatur des Beckenbodens reagiert auf diese „Belastungshaltung" reflektorisch mit einer Hypertonie – einer Spannungszunahme – um trotz gesteigertem Bauchinnendruck die Kontinenz zu sichern. Diese reduziert jedoch sowohl seine Elastizität, als auch sein Kontraktionsvermögen.

Auf Dauer kann ein zu großer Druck von oben nicht mehr durch einen entsprechenden Gegendruck von unten aufgefangen werden. Die Muskulatur des Beckenbodens reagiert mit einer reflektorischen Hypotonie – einer Spannungsabnahme – sodass der vorausgegangene Kompensationsmechanismus verloren geht.

3.2 Die aufrechte Körperhaltung

Die aufrechte Körperhaltung ermöglicht das synergistische Arbeiten zwischen Zwerchfell, m. transversus abdominis, m. multifidus und der Beckenbodenmuskulatur.

Der m. transversus abdominis verbindet das Becken (über cristae iliacae), den Brustkorb (über die Rippeninnenseite) und die Wirbelsäule (über die fascia thoracolumbalis). Je nach Stellung dieser Rumpfanteile, kann die Aktivität des tiefen Bauchmuskels beeinflusst werden – positiv wie negativ. Forscher konnten nachweisen, dass in „krummer Körperhaltung" der m. transversus abdominis nur geringfügig aktiv war, bei Nullstellung des Beckens steigert er seine Aktivität und in aufrechter Körperhaltung ist seine Aktivität am größten [8].

Bereits eine aufrechte Körperhaltung bewirkt Aktivität des tief liegenden Bauchmuskels!

Weiterhin konnte festgestellt werden, dass eine Aktivität des m. transversus abdominis zu einer Aktivierung des Beckenbodens führt und umgekehrt.

Die aufrechte Körperhaltung bahnt über die Aktivierung des m. transversus abdominis automatisch auch die Aktivität des Beckenbodens.[8]

Eine aufrechte Körperhaltung bewirkt demnach Aktivität des tief liegenden Bauchmuskels und der Beckenbodenmuskulatur!

Bedenkt man die Atemphysiologie, ist der Synergismus zwischen Beckenboden und m. transversus abdominis nicht verwunderlich: Bei der Einatmung aktiviert das Zwerchfell konzentrisch, schiebt dabei in den Bauchraum und drückt alle Organe nach unten. Der m. transversus abdominis und die Beckenbodenmuskulatur müssen Platz schaffen, geben nach und arbeiten exzentrisch. Genau umgekehrt geschieht es bei der Ausatmung: Das Zwerchfell aktiviert exzentrisch und kehrt nach oben zurück. Der m. transversus abdominis und die Beckenbodenmuskulatur aktivieren konzentrisch.

Dem Zwerchfell wird eine „inspiratorische Aufrichtungsfähigkeit" zugeschrieben, welche eine krumme Körperhaltung während der Einatmung verhindert. Aus diesem Grund verspürt man in gebeugter Wirbelsäulenposition während einer maximalen Einatmung einen Streckimpuls. Dieser geht mit der Ausatmung verloren: Ohne synergistische Aktivitäten würde der Körper in eine krumme Körperhaltung fallen. Die konzentrischen Kontraktionen des m. transversus abdominis und der Beckenbodenmuskulatur sorgen für Aufrichtung.

Des Weiteren ist belegt, dass eine Aktivierung des m. transversus abdominis zu einer Koaktivierung des m. multifidus führt [6].

Zusammenfassend ist die Muskulatur des Beckenbodens co-aktiv mit dem m. transversus abdominis, dem m. multifidus und dem Zwerchfell. Dieser „Muskelverbund" bildet eine Art „Reflexgemeinschaft", welche ihre maximale Aktivierung ausschließlich bei aufrechter Körperhaltung erbringt.

Diese „Reflexgemeinschaft" hat die Fähigkeit, die Lendenwirbelsäule segmental zu stabilisieren, die Wirbelsäule aufzurichten und die Taille zu formen. Die Aufspannung der Wirbelsäule nach dem „Gegenzug-Prinzip" stellt die Voraussetzung für die Aktivierung der Tiefenmuskulatur dar.

WISSEN

Erste intravaginale EMG Untersuchungen bei Frauen ohne Inkontinenzprobleme bestätigen, dass der Beckenboden bei aufrechter Körperhaltung einen höheren Ruhetonus aufweist und in dieser Position mehr Kraft entfalten kann. Es konnte gezeigt werden, dass der Ruhetonus des Beckenbodens in krummer Haltung lediglich 7,2 Prozent der maximal willentlichen Aktivierung entsprach. In gerader Position konnten 12,6 Prozent, in maximaler Aufrichtung sogar 24,3 Prozent erreicht werden[9].

Der Beckenboden kann in maximal aufrechter Haltung dreimal aktiver sein als in krummer Körperhaltung!

SPÜREN

Aufgerichtet Stehen

Stehe mit leicht gebeugten Knien, die Füße sind hüftschmal geöffnet. Lege eine Hand an Deinen Unterbauch, die andere auf das Kreuzbein. Kippe nun das Becken vor und zurück und finde eine angenehme Mittelstellung.

Die Arme und Schultern hängen nun schwer und gelöst nach unten, die Schultern fallen dabei weder nach vorne, noch nach hinten. Der Nacken ist entspannt und weit.

Vergrößere in Gedanken den Raum zwischen Becken und Brustkorb, indem Du Deinen Brustkorb sanft und „schwebend" anhebst.

Dein Steißbein und Dein Schambein lenke Richtung Erde, während Dein Scheitel Richtung Himmel strebt.

Deine Fuß-, Knie-, Hüft- und Schultergelenke stehen von der Seite betrachtet im Lot. Kein Körpersegment wird mehr belastet als nötig. Du fühlst Dich entspannt, aber aufgespannt.

SPÜREN

Aktive Reflexgemeinschaft

Im aufrechten Stand versuche nun Deinen Beckenboden über das Bild der Beckenblume zu aktivieren (vgl. Seite 49). Sobald Du die Spannung spürst, lenke Deine Bauchdecke flächig und sanft nach innen und oben Deiner Wirbelsäule entgegen.

3.3 Die Körperhaltung während der Schwangerschaft

Aufgrund der wachsenden Gebärmutter, der Gewichtszunahme des Fötus und der Schwangeren verändern sich Körperstatik und Körperhaltung während der Schwangerschaft.

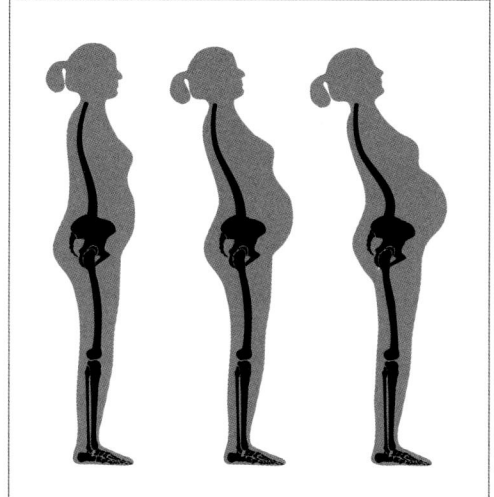

Körperstatik in der Schwangerschaft

Die immer größer und schwerer werdenden Brüste verursachen eine gebeugte Haltung: Die Schultern werden nach vorne gezogen, der Kopf nach vorne geschoben und der obere Rücken gerundet. Diese Haltungsschwäche wird als verstärkte Brustkyphose bezeichnet und entwickelt sich meist ab dem fünften Schwangerschaftsmonat.

Durch den immer weiter nach vorne wachsenden Bauch und der Beckenkippung bildet sich meistens ab dem achten Schwangerschaftsmonat eine verstärkte Lendenlordose, welche die Bandscheiben belastet und Schmerzen auslösen kann.

Die durch die Rektusdiastase geschwächten Bauchmuskeln können eine korrekte, aufrechte Körperhaltung immer weniger stabilisieren. Diese Aufgabe versuchen nun andere Muskeln zu übernehmen, die allerdings nicht dafür geeignet sind: Die unteren Rückenmuskeln und die Muskeln der Oberschenkelrückseite erhöhen ihre Spannung und verkürzen sich.

3.3.1 Wunderwerk Fuß

Geerdete Füße nach der Schwangerschaft

Unsere Füße tragen das Gewicht des Körpers ein Leben lang. Dabei verbinden sie uns einerseits stabil und sicher mit dem Boden, andererseits stoßen sie uns kraftvoll von ihm ab. Ihr hoch komplexer Aufbau sorgt sowohl für das Ausbalancieren des Körpers auf kleinster Fläche, als auch für die gesamte Körperaufrichtung. Als bedeutsames „Fundament des Körpers" nehmen sie im Zusammenhang mit dem Beckenboden eine Schlüsselrolle ein. Bereits die Art des individuellen Stehens beeinflusst die Haltung des Beckens, und somit auch den Beckenboden. Aber was geschieht mit den Füßen während der Schwangerschaft? Und welchen Einfluss hat dies auf weitere Strukturen?

Es ist ein wohl bekanntes Phänomen, dass manch eine Schwangere größere Schuhe braucht als zuvor – und das auch dann noch, wenn die hormonell bedingten Ödeme nach Geburt und Stillzeit längst verschwunden sind. Dennoch wird dem Fuß kaum Aufmerksamkeit geschenkt, weder während, noch nach der Schwangerschaft.

Ein gesunder Fuß hat zwei Wölbungen: Ein Quergewölbe im Vorfuß und ein Längsgewölbe im ganzen Fuß. Beide Gewölbe werden durch Bänder und Muskeln in ihrer Lage stabilisiert. Durch das Gewicht des Körpers werden diese Gewölbe bei jeder Fußbelastung ein wenig gedehnt, um bei der Entlastung wieder in ihre ursprüngliche Lage zurückfedern zu können.

Der Fuß wirkt dabei wie eine natürliche Feder, welche das Gehirn und die Wirbelsäule vor Erschütterungen schützt.

Der gesamte Fuß ist zudem vom großen Zehenballen bis zur Außenkante der Ferse in sich gedreht verspannt, was zu einer Festigkeit und Flexibilität führt: Der Großzehballen ist nach innen, der Rückfuß nach außen gedreht.

Während der Schwangerschaft kann es zu einer unglücklichen Kombination kommen: Der immer schwerer werdende Bauch und die damit resultierende Gewichtsverlagerung nach vorne zwingen das Becken in eine Kippung, in das wohl bekannte Hohlkreuz. Über eine Innenrotation der Oberschenkel und eine daraus resultierende Außenrotation der Unterschenkel versucht der Körper die Statik auszugleichen. Jedoch dreht nicht nur der Unterschenkel nach außen, auch die Füße drehen nach außen mit, wobei ein korrektes Abrollen über die Großzehe nicht mehr möglich ist. Der Fuß wird ungünstig belastet. Unter dem Einfluss von Schwangerschaftshormonen werden Band- und Muskelstrukturen weicher,

SPÜREN

Erspüre den „aktiven Fuß"
Ziehe zuerst Deine Schuhe aus. Schuhe wirken wie ein stabilisierendes Korsett, welches den Fußmuskeln alle Arbeit abnimmt, weil sie nicht gebraucht werden.

Die Füße sollten immer so stehen, dass sich die Fersen etwas näher stehen als die Zehen, in der sogenannten „V-Stellung". In dieser Position steht auch das knöcherne Becken in „V-Stellung": unten schmal, oben weit. Die Gelenke des Beckens sind entlastet.

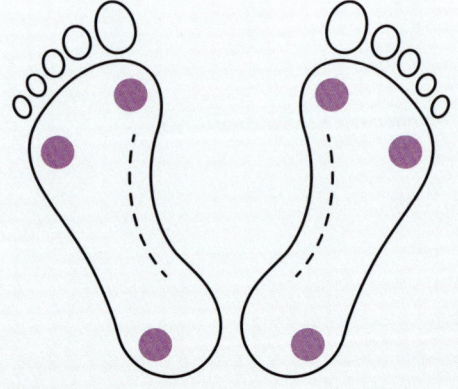

Stelle Dich hüftschmal auf den Boden. Lenke Deinen Scheitel Richtung Himmel, Dein Kreuzbein und Dein Schambein in die Gegenrichtung zur Erde. Nun schenke Deinen Füßen alle Aufmerksamkeit und nimm folgende Punkte wahr: Die Fersen, die Groß- und Kleinzehgrundgelenke. Versuche Dich mit diesen drei Punkten sanft vom Boden weg zu schieben. Beginne nun jeweils die Ferse, das Groß- und Kleinzehgrundgelenk mittig zueinander zu ziehen. Dein Fußgewölbe wird sich etwas anheben. Spürst Du neben der Spannung in Deinen Füßen auch Spannung in Deinen Beinen? Vielleicht nimmst Du die entstandene Länge in Deiner Wirbelsäule wahr? Es ist ein aktives Fußgewölbe entstanden, dessen Spannung sich über die Beine, die Hüftaußenseite bis hin zu Deinem Beckenboden überträgt.

speichern mehr Wasser ein und geben nach. Diese Lockerung in Kombination mit dem zunehmenden Gewicht der Schwangeren kann das Fußgewölbe senken. Dies kann so ausgeprägt sein, dass die Füße messbar länger und breiter werden und die Schuhe einfach nicht mehr passen wollen. **Bekommt der Fuß jetzt keine Trainingszeit, besteht die Gefahr, dass der Fuß nach der Schwangerschaft und Stillzeit in dieser Abflachung verbleibt.** Die Sprunggelenke knicken einwärts und begünstigen eine „X-Position" der Beine, welche die Sitzbeinhöcker auseinander wandern lässt. Die Hüftgelenke sind in ihrer Bewegungsfreiheit eingeschränkt, der Beckenboden ist schwach und nicht reaktionsbereit.

Eine trainierte Fußmuskulatur richtet dagegen den Fuß optimal auf, und damit auch das Sprunggelenk, die Fersen stehen dabei senkrecht und die Knie verlaufen parallel. Ein aktiver Fuß richtet fortlaufend das Becken und die Wirbelsäule auf und stellt somit die Basis für einen aktiven Beckenboden dar.

Die Muskeln des Fußes sind über die Achillessehne und die Kniesehne muskulär und faszial mit den Beinaußenseiten-, Hüft- und Beckenmuskeln verbunden.

Werden diese kleinen, manchmal schlecht wahrnehmbaren Fußmuskeln aktiviert, setzt sich die Anspannung wie eine Kettenreaktion bis zu den Sitzbeinhöckern fort und aktiviert somit den Beckenboden.

3.3.2 Worauf der Rücken „fußt"

Frei nach dem Motto: „Vom Fuß aus beginnt die Haltung", steht die Kräftigung der Fußmuskulatur nicht nur im Zusammenhang mit dem Beckenboden, sondern auch mit dem gesamten Rücken.

Schmerzen im unteren Rücken tauchen bei gut der Hälfte aller Schwangeren auf. Insbesondere im letzten Drittel der Schwangerschaft, wenn der Bauch den Körperschwerpunkt deutlich nach vorne verlagert, das Becken nach vorne kippt, ein deutliches Hohlkreuz entsteht und die Füße abflachen, können Beschwerden entstehen. In einigen Fällen bleiben diese aber auch nach der Schwangerschaft noch bestehen.

„Doch was, bitte, haben meine Füße mit meinem Rücken zu tun?" Dieser Satz ist nicht ungewöhnlich in der orthopädischen Sprechstunde. Wie bereits erwähnt, stehen alle Körperteile in einem engen Zusammenhang, so dass z. B. bei abgeflachten Füßen eine X-Bein-Stellung resultieren kann, die wiederum eine für den Beckenboden ungünstige Hüftgelenkstellung provoziert.
Doch hier endet die Kettenreaktion nicht. Auf die innenrotierten Hüftgelenke reagiert das Becken mit einer Kippung nach vorne. Da die Wirbelsäule über die straffen Kreuz-Darmbeingelenke direkt mit dem Becken verbunden ist, folgt der untere Wirbelsäulenabschnitt dem Becken nach vorne, die Wölbung der Lendenwirbelsäule wird verstärkt und es entsteht eine Hyperlordose bzw. ein Hohlkreuz.

Diese Haltungsanpassungen können bis zu einem gewissen Grad kompensiert und ausgehalten werden. Wie lange ist abhängig vom Trainingszustand der Muskeln, der Bänder und anderen Strukturen. Überschreitet die Belastung jedoch die Grenzen des Gewebes, so kann es zu unterschiedlichsten Beeinträchtigungen kommen.

Kreuz-Darmbeingelenke:
Die Kreuz-Darmbeingelenke lassen durch starke Bandverbindungen nur geringe, federnde Bewegungen zu. Dennoch tragen sie ähnlich den Fußgewölben zu der wichtigen Stoßdämpfung für Gehirn und Wirbelsäule bei. Durch die deutliche Beckenkippung und das Hohlkreuz wirken die Bewegungskräfte aber nicht mehr in der natürlichen Richtung auf die Gelenke ein, so dass es zu Fehlbelastungen und damit zu schmerzhaften Entzündungen kommen kann.
Auch hier lohnt sich ein Blick auf die Füße:
Nicht selten lassen sich asymmetrisch abgeflachte Füße beobachten, d. h. ein Fuß ist flacher als der andere. Dementsprechend drehen nicht nur Unterschenkel und Oberschenkel auf der Seite des flacheren Fußes stärker mit, sondern auch die Beckenschaufel kippt deutlicher als auf der Gegenseite. Man sagt: das Becken verwringt. Diese Beckenverwringung provoziert zusätzliche Belastungen, denen durch „aktive Füße" begegnet werden kann.

Lendenwirbelsäule:
Durch die Hyperlordose kann es zur übermäßigen Beanspruchung der Bandscheiben oder der kleinen Wirbelgelenke kommen. Letztere machen sich nicht selten mit ausstrahlenden Schmerzen ins Bein, ähnlich einem Bandscheibenvorfall, bemerkbar. Diese Schmerzen können auch entstehen, wenn Nerven, die aus der Wirbelsäule austreten, durch die Fehlhal-

tung komprimiert werden. Auch hier kann die Übung zum aktiven Fuß wohltuend und entlastend für die Wirbelsäule sein.

Muskulatur:

Tragen Sie mal eine Melone einen Tag lang vor Ihrem Bauch… Schon bald werden sich Ihre Armmuskeln melden! Die Muskeln der Wirbelsäule und des Beckens, die trotz stetig wachsenden Bauch weiterhin den Körper in Balance halten, leisten deutliche Mehrarbeit. Manchmal quittieren sie dies mit schmerzhaften Verspannungen. Andere Muskeln dagegen verlieren durch die „Fehlhaltung" ihre Fähigkeit, bei der Stabilisation mitzuwirken, wodurch neue Instabilitäten entstehen, die von anderen Muskeln wieder mit Mehrarbeit ausgeglichen werden müssen.

Einige Faktoren, die die Haltungsanpassungen in der Schwangerschaft bedingen, verschwinden nach der Geburt von alleine wieder. Die Muskeln des Fußes müssen dagegen spezifisch trainiert werden, da die Alltagsanforderungen mit den ebenen, asphaltierten Straßen und dem Schuhwerk häufig nicht ausreichen, um den Ausgangszustand wieder zu erlangen.

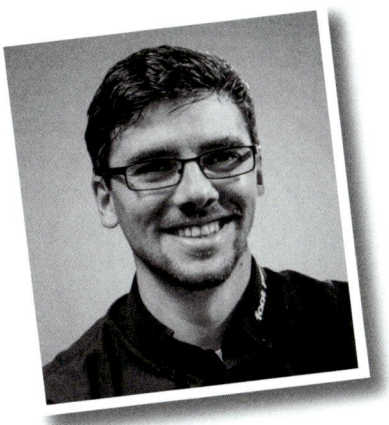

Manuel König
Orthopädieschuhmacher und
Dipl. Sportwissenschaftler,
Doktorand an der Medizinischen Fakultät der Universität Leipzig, Gast-Wissenschaftler des Max-Planck-Instituts für Kognitions- und Neurowissenschaften.
Leiter der footpower Akademie seit 2014. In dieser Funktion referiert er regelmäßig bei diversen medizinischen Fachsymposien und Kongressen mit dem Schwerpunkt „Sensomotorische Einlagenversorgung".
Autor und Co-Autor von Fachartikeln für Bücher und Zeitschriften im Gesundheitswesen.

Kapitel 4

Beckenbodenschwäche und -schädigungen nach der Geburt

Eine vaginale Geburt verändert die Anatomie des Beckenbodens nachhaltig.

Dass eine vaginale Geburt und die Entwicklung von Inkontinenz und Organsenkungen in einem engen Zusammenhang stehen, wird heute als gesichert angesehen. Bereits während der Schwangerschaft wird der Beckenboden auf die Geburt vorbereitet. Das Hormon Progesteron bewirkt Relaxation, Flüssigkeitseinlagerung und Auflockerung der Muskulatur des Beckenbodens. Das Durchtreten des kindlichen Kopfes führt zu einer erheblichen Auswalzung des Beckenbodens nach unten: Druck-, Scher- und Dehnungskräfte wirken vor allem auf den n. pudendus, die urethralen Verschlußstrukturen und das Bindegewebe des Beckenbodens.

Organsenkungen oder Organvorfälle können entstehen und mit einer gestörten Speicher- und Entleerungsfunktion von Darm und Blase verbunden sein.

4.1 Stressharninkontinenz

Nach der Geburt ist vor allem die Belastungs- oder auch Stressinkontinenz von Bedeutung. Nach Literaturangaben beträgt die Prävalenz neu aufgetretener Stressharninkontinenz nach einer vaginalen Geburt zwischen 0,7 und 35 Prozent und stellt somit die häufigste Folge einer Beckenbodenschädigung dar.

Die Stressinkontinenz wird als unwillkürlicher Urinabgang aus der Harnröhre bei intraabdomineller Druckerhöhung (z.B. Husten, Niesen, Springen) ohne nachweisbaren Harndrang definiert.

Studien zeigen, dass das Risiko von Urininkontinenz betroffen zu sein, mit der Anzahl der geborenen Kinder steigt[7]:

- 12,8 Prozent der Frauen, welche nie Kinder bekamen, sind von Urininkontinenz betroffen
- 18,4 Prozent der Frauen, welche ein Kind geboren haben, sind von Urininkontinenz betroffen
- 24,6 Prozent der Frauen, welche zwei Kinder geboren haben, sind von Urininkontinenz betroffen
- 32,4 Prozent der Frauen, welche drei Kinder geboren haben, sind von Urininkontinenz betroffen

Bei den meisten Frauen verschwindet die Urininkontinenz einige Zeit nach der Geburt, allerdings leidet eine von fünf Frauen auch noch nach einem Jahr, einige sogar ihr Leben lang daran, wobei sich die Probleme im Alter noch verschlimmern[11].

Es werden drei Schweregrade unterschieden:

- Grad 1: Unwillkürlicher Urinverlust bei plötzlicher intraabdomineller Drucksteigerung (Niesen, Husten, Springen)
- Grad 2: Unwillkürlicher Urinverlust bei gleichmäßiger intraabdomineller Drucksteigerung im Alltag (Treppengehen, Laufen, Tragen)
- Grad 3: Unwillkürlicher Urinverlust bei orthostatischer Druckeinwirkung oder Lageveränderungen (beim Stehen, aus dem Sitzen in den Stand)

Für die Entstehung einer Stressharninkontinenz wurden bislang die Insuffizienz der Gebärmutter- und Blasenhaltebänder sowie eine Beckenbodenschwäche verantwortlich gemacht. Neuere Untersuchungen weisen allerdings darauf hin, dass die Inkontinenz auf eine verzögerte bzw. fehlende Reflexkontraktion des Beckenbodens zurückzuführen ist. Diese ergibt sich vor allem als Folge einer verzögerten Nervenleitungsgeschwindigkeit des n. pudendus.

Beckenbodentraining während und nach der Schwangerschaft hat erwiesenermaßen einen positiven Einfluss auf die Stressharninkontinenz, sogar langfristige Erfolge konnten dokumentiert werden[4]. Um den Beckenboden permanent kräftig zu halten, sind die Übungen allerdings

WISSEN

Der n. pudendus zieht als Geflecht durch die Beckenbodenmuskulatur und bewirkt deren Innervation. Schwierige Geburten (Dammriss, Dammschnitt) können diesen „Schamnerv" verletzen und zu neurologischen Störungen führen, welche sich lange auf die Beckenbodenfunktion auswirken können. Gezielte Beckenbodenübungen können den Nerv zum Nachwachsen und Regenerieren animieren.

dauerhaft durchzuführen und keinesfalls auf den Zeitrahmen der Rückbildungsgymnastik zu beschränken.

4.2 Gebärmuttersenkung und -vorfall

Bei einer **Gebärmuttersenkung** drückt die Gebärmutter in den Geburtskanal, ohne die Vaginalöffnung zu durchtreten.

Das Tiefertreten der Gebärmutter wirkt einen Zug auf das lig. latum uteri aus, welches die Gebärmutter mit dem Kreuzbein verbindet. Die Folge sind vermehrte Rückenbeschwerden, vor allem im Lendenbereich.

Die häufigste Komplikation ist jedoch die Harninkontinenz. Senken sich Gebärmutter und Blase zeitgleich ab, verzieht sich der Winkel zwischen Blase und Harnröhre. Je steiler dieser Winkel ist, desto mehr wird die Blase in ihrer Funktion beeinträchtigt, den Urin zu halten.

Zielgerichtetes und regelmäßiges Beckenbodentraining ist in den meisten Fällen ausreichend, um einer Verschlechterung entgegenzuwirken und mögliche Beschwerden zu lindern.

Bei einem **Gebärmuttervorfall** wird die Gebärmutter in der Scheide sichtbar. In den meisten Fällen entsteht zusätzlich eine Zystozele (Aussackung der Blase in den Vaginalbereich) oder eine Rektozele (Vorwölbung des Darmes in den Vaginalbereich).

Verantwortlich für eine Gebärmuttersenkung oder einen Gebärmuttervorfall ist eine Schädigung der endopelvinen Faszie und der Beckenbodenmuskulatur. Eine geschwächte Beckenbodenmuskulatur führt zu einer chronischen Belastung und somit zu einer Überdehnung der faszialen Strukturen.

WISSEN

„Endopelvine Faszie" ist ein Sammelbegriff für den bindegewebigen Halteapparat zwischen Blase, Urethra und m. levator ani.

Eine operative Korrektur ist unvermeidlich. Ein Beckenbodentraining nach dem operativen Eingriff sichert nachhaltig den Erfolg der Behandlung.

WISSEN

Neuere Studien belegen, dass auch die Schwangerschaft an sich Veränderungen des Beckenbodens hervorruft, welche Stressharninkontinenz und Organsenkungen begünstigen[2]. Das Argument, dass eine Kaiserschnittgeburt den Beckenboden vor Inkontinenz und Senkungen schützt, ist somit entkräftet.

Kapitel 5

Training des Beckenbodens

Die Muskulatur des Beckenbodens kann willkürlich angespannt wer-
den und aktiviert automatisch in koordinierten Bewegungsabläufen.
Besteht jedoch eine muskuläre Schwäche, findet dieses „Zusammen-
spiel" nicht mehr automatisch statt. Folglich muss das Augenmerk
auf die geschwächte Beckenbodenmuskulatur gerichtet werden. Das
Wahrnehmen, das Finden, das Spüren und das isolierte Aktivieren der
Beckenbodenmuskulatur ohne den Einsatz der Hilfsmuskulatur müs-
sen zuerst erfolgen, bevor sie dann in komplexere Bewegungsabläufe
integriert wird. Mit der Zeit wird sich dieses muskuläre Zusammenspiel
wieder automatisieren. Lediglich tägliches Üben lässt die „bewussten"
Beckenbodenaktivitäten im Training zu „unbewussten" Beckenboden-
aktivitäten im Alltag werden und garantiert somit einen Dauererfolg.

Allgemeine Trainingsprinzipien müssen auf die Beckenbodenmuskulatur angewandt werden, welche zu 70–95 Prozent aus langsam zuckenden (Slow Twitch) und zu einem geringen Anteil aus schnell zuckenden Muskelfasern (Fast Twitch) besteht.

„Slow Twitch" Fasern (ST-Fasern) entwickeln geringere Kräfte, die Geschwindigkeit der Kraftentfaltung ist im Vergleich zu den „Fast Twitch" Fasern langsamer und sie sorgen für eine ausdauernde Stabilisierung gegen die Schwerkraft in aufrechter Haltung. Die „Fast Twitch" Fasern (FT-Fasern) können Kräfte schneller entfalten und reagieren durch reflektorische Rückstoßbewegungen ausschließlich bei plötzlichen Druckereignissen, wie z.B. beim Husten, Niesen, Lachen, Hüpfen (Trampolinaktivität des Beckenbodens).

Das Training des Beckenbodens muss diesen zwei unterschiedlichen Fasertypen gerecht werden. Nur dann ist diese Muskulatur fähig, allen Alltagsbelastungen gerecht zu werden.

Das Training des Beckenbodens wird in drei Stufen eingeteilt, wobei diese fließend ineinander übergehen.

5.1 Bewusstmachen

Da sich der Beckenboden in einem versteckten, nicht sichtbaren Bereich befindet, muss zuerst das Bewusstsein über seine Lage und Funktion geschärft werden. Erst ein sicheres Gefühl und eine gute Wahrnehmung für das Anspannen und Entspannen des Beckenbodens sind wichtige Faktoren für einen Trainingserfolg. Die Fähigkeit, den Beckenboden isoliert, ohne Beteiligung umgebender Muskeln, zu aktivieren, ist dabei Voraussetzung. Diese Stufe ist unerlässlich, da sehr oft das Gefühl des subtilen Schließens und „in sich hineinziehen" verloren gegangen ist. Hauptsächlich werden dabei die Slow Twitch Fasern angesprochen.

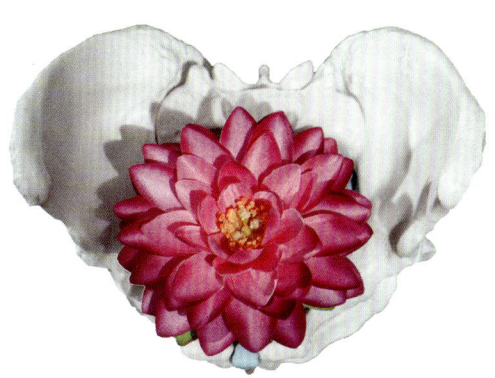

Beckenblume

5.2 Trainieren in funktionellen Muskelketten

Ist das Trainingsziel auf *Mehrdurchblutung* bzw. *Stoffwechselsteigerung* ausgerichtet, so werden Übungen gewählt, die durch hohe Wiederholungszahlen bei mittlerer Intensität eine lokale Ermüdung auslösen (bis zu 25 Wiederholungen). Die Beckenbodenaktivität kann auch so lange gehalten werden, bis 20–30 Sekunden erreicht sind. Dabei werden hauptsächlich die Slow Twitch Fasern angesprochen.

Eine Zunahme der Muskelmasse (*Hypertrophie*) tritt ein, wenn bei submaximaler Kraft trainiert wird und acht bis zwölf Wiederholungen geleistet werden. Die Übungen werden dabei langsam ausgeführt, die Anspannung der Beckenbodenmuskulatur wird für mindestens drei, maximal zehn Sekunden gehalten.

Auch die Fast Twitch Fasern sollen in das Training integriert werden, schließlich müssen sie bei plötzlichen Druckereignissen die Kontinenz sichern und reflektorisch aktivieren. Das Training der Fast Twitch Fasern entspricht einem Maximal- und Reaktivkrafttraining. Bei beiden Trainingsformen wird vor allem die intramuskuläre Koordination verbessert, was zu einer besseren und schnelleren Zusammenarbeit der Muskelfasern untereinander führt.

Das Maximalkrafttraining erfordert sehr viel Aufmerksamkeit auf die Beckenbodenmuskulatur. Deshalb bietet sich diese Trainingsform in Rücken- oder Seitenlage an.

Ein Maximalkrafttraining führt zu einer schnellen Ermüdung der Beckenbodenmuskulatur. Deshalb ist es sinnvoll, diese Trainingsform isoliert vom Stoffwechsel- oder Hypertrophietraining durchzuführen und sich diese kurze Übungszeit in den Alltag mit ein zu bauen. Zwischen den Trainingseinheiten der Maximalkraft sollten 48 Stunden Regenerationszeit eingeplant werden.

Das Reaktivkrafttraining beinhaltet eine schnelle Umkehr von einer exzentrischen, abbremsenden in eine konzentrische, beschleunigende Phase. Während der abbremsenden Dehnungsphase kann mehr Energie gespeichert und diese explosiver auf die beschleunigende Phase übertragen werden. Es beinhaltet somit ein schnelles kraftvolles Anspannen, aber auch

SPÜREN

Maximalkrafttraining für den Beckenboden

1. Lege Dich auf Deinen Rücken, Deine Beine sind angewinkelt aufgestellt. Lenke Deine Aufmerksamkeit auf Deinen Beckenboden. Versuche, für zwei bis sechs Sekunden, Deine Beckenbodenmuskulatur maximal anzuspannen. Nutze dabei das Bild der „Beckenblume" und ihre aufsteigende Knospe. Anschließend löse die Kraft vollständig für sechs Sekunden. Diese maximale Anspannung und Entspannung für jeweils sechs Sekunden wiederhole jeweils drei mal.
2. Es erfolgt eine etwas längere Pause von 30 Sekunden
3. Wiederhole (1) und (2) insgesamt dreimal, sodass Du drei Sätze à drei Wiederholungen erreichst.

ein schnelles Loslassen bzw. Entspannen der Beckenbodenmuskulatur. Es kann am Ende eines Maximalkrafttrainings angehängt werden, indem zehn schnellkräftige Bewegungen in Rücken- oder Seitenlage ausgeführt werden. Sinn macht es aber auch, diese Trainingsform in Bewegungen zu integrieren (siehe Übung Seite 134).

Auch Wipp- oder Schwungbewegungen lösen intraabdominelle Schwingungsdrücke aus, aktivieren die schnell zuckenden Muskelfasern und schulen deren Reaktionsfähigkeit. Der Trampolineffekt des Beckenbodens wird verstärkt (siehe Übung Seite 106).

5.3 Aktiver Beckenboden im Alltag

Je öfter der Beckenboden bewusst im Training aktiviert wird, desto besser wird er in gewöhnlichen Alltagssituationen unbewusst effektiv reagieren und seine vielfältigen Aufgaben erfüllen können. Ausschließlich ein konsequentes, regelmäßiges Training sorgt dafür, dass auch im Alltag

- die Muskelfasern aufgabenspezifisch arbeiten und vor jeder Druckerhöhung sichern können (Husten, Niesen, Hüpfen, Lachen, Heben) und
- die aufrechte Körperhaltung die direkten Helfer des Beckenbodens aktiviert (v.a. Zwerchfellmuskulatur, tiefliegende Rücken- und Bauchmuskulatur) und somit seine Belastung reduziert wird.

Kraft ist nicht alles

Aus der Angst heraus „nicht dicht" zu sein, haben viele Frauen die Grundspannung ihres Beckenbodens dauerhaft erhöht. Auf diese sehr hohe Ruhespannung dann noch zusätzliche Spannung zu geben, ist fast unmöglich. Ein reflektorisches Anspannen bei plötzlichen Druckereignissen fällt denjenigen dann sehr schwer. Ähnliche Effekte sind auch bei Frauen zu beobachten, die in Fitnesskursen die Anweisungen bekommen: Und Kneifen, kneifen, kneifen! Aus diesem Grund klagen auch oft gut trainierte Frauen, sogar Leistungssportlerinnen, über Beckenbodenprobleme.

Ein zu hoher Ruhetonus kann langfristig nicht nur zu Beckenbodenschmerzen, sondern auch zu ineffektiven Aktivierungsmustern führen. Ebenso können daraus Unbeweglichkeit und Schmerzen der Lendenwirbelsäule und der Hüftgelenke resultieren.

Aus diesem Grund soll in einem sinnvoll ausgeführten Beckenbodentraining nicht nur das Gefühl des „Anspannens", sondern auch des „Loslassens" vermittelt werden.

Nur ein elastischer Beckenboden kann den Schwingungen des Körpers gerecht werden.

Kapitel 6

Zeit nach der Geburt

*Alle schwangerschaftsbedingten Regulationen im Frauenkörper erlei-
den eine abrupte Umstellung sofort nach der Geburt der Plazenta – er
stellt sich von „schwanger" auf „nicht schwanger" um.*

*Die natürlichen Rückbildungsprozesse können mit „zusammenziehen-
den Zauberkräften" verglichen werden, welche vor allem in den ersten Wochen nach der Geburt genutzt werden sollten. Übungen im
Wochenbett aber auch während der Rückbildungsgymnastik wirken
jetzt besonders festigend und effektiv.*

*Die Zeit nach der Geburt stellt den optimalen Zeitpunkt dar, um seinen
Beckenboden bewusst wahrzunehmen, sensibel in seinen Körper zu
spüren, das ursprüngliche Körpergefühl und die körperliche Fitness
wieder herzustellen. Und ganz nebenbei wird das Selbstwertgefühl
der Mütter gestärkt!*

6.1 Das Wochenbett

Die direkte Zeit nach der Geburt wird als *Wochenbett* bezeichnet und in den meisten Kulturen mit ungefähr sechs bis acht Wochen angegeben. Die Frauenheilkunde unterscheidet dabei in ein Frühwochenbett (die ersten zehn Tage nach der Geburt) und in ein Spätwochenbett (die anschließenden sechs Wochen). Bereits jetzt beginnt die Rückbildung aller schwangerschaftsbedingten Veränderungen und die Wundheilung der inneren und äußeren Genitalorgane. Zusätzlich kommt die Milchproduktion in Gang und die Eierstöcke nehmen ihre Funktion wieder auf.

Rückbildung der Gebärmutter

Nach der Ausstoßung der Plazenta und der Eihäute ist die Gebärmutter zwischen Nabel und Schambein zu ertasten. Anschließend sinkt sie Tag für Tag ungefähr um einen Querfinger tiefer, bis sie um den zehnten Tag nach der Geburt von der Bauchdecke aus nicht mehr zu tasten ist. Die vollständige Rückbildung erstreckt sich allerdings über sechs bis acht Wochen. Frühes Aufstehen, leichte Mobilisationen und Stillen fördern die Rückbildung.

Blutungen, Wochenfluss

Das Ablösen der Plazenta hinterlässt eine große Wundfläche in der Gebärmutter. Die Abheilung dieser Wunde verläuft in mehreren Phasen:
In den ersten zwei Tagen nach der Geburt ist die Blutung sehr stark und kann bei Bewegungen oder beim Aufstehen schwallartig auftreten.
Innerhalb von zwei bis drei Tagen geht diese Blutung in den Wochenfluss (Lochien) über, dessen Zusammensetzung sich im Verlauf ebenso verändert wie die Menge, der Geruch und die Farbe. Mit der Rückbildung der Gebärmutter versiegt auch der Wochenfluss nach ungefähr sechs Wochen.

Nachwehen

Nach der Geburt der Plazenta treten die sogenannten Nachwehen auf und sorgen dafür, dass sich die Gebärmutter zurückbildet. Die Kontraktionen haben meist eine geringere Intensität als die Geburtswehen und werden besonders beim ersten Kind von vielen Frauen nur als diffuses Ziehen im Unterleib wahrgenommen. Bei weiteren Geburten können die Nachwehen deutlich stärker ausfallen.

Hormonumstellung

Die junge Mutter erfährt im Wochenbett erneut eine Hormonumstellung, welche zu unterschiedlichen körperlichen und seelischen Beschwerden führen kann. Stimmungsschwankungen sind nach der Geburt ganz normal und stabilisieren sich meistens nach wenigen Tagen von alleine.
Am dritten bis zum vierten Tag nach der Geburt erleben etwa acht von zehn Frauen den sogenannten „Heultag", welcher auch als „Baby Blues" beschrieben wird. Die niedergeschlagene Stimmung vergeht allerdings rasch wieder, im Gegensatz zu einer echten Depression.
Die Bedürfnisse der jungen Mütter nach Ruhe, Rückzug und Neuorientierung stellen eine natürliche Reaktion auf die Veränderungen während der Schwangerschaft, auf das Geburtsereignis, auf die Rückbildungsprozesse, auf die erneute hormonelle Umstellung und die Wundheilung der genitalen Verletzungen dar. Nicht zu unterschätzen ist die große persönliche Lebensumstellung, welche der Alltag mit einem Säugling und einer sich wandelnden Partnerschaft mit sich bringt.
Das Wochenbett ist eine Zeit, in der die junge Mutter eine besondere Fürsorge erhalten sollte, damit sie sich in erster Linie um sich und ihr Baby kümmern kann und in der sie zurückgezogen neue Erfahrungen machen kann.
So hat sie die Möglichkeit, sich in die neue Situation einzuleben und in Ruhe Erfahrungen mit

ihrem Körper, dem Stillen und ihren Gefühlen als Mutter und Frau zu machen.

Früh übt sich...

Obwohl in dieser Zeit Ruhe und Entspannung im Vordergrund stehen, wäre es im Sinne der Regeneration nicht ratsam, ausschließlich zu ruhen.

Im frühen Wochenbett stehen kleinere kurze Spaziergänge, Venengymnastik zur Thromboseprophylaxe sowie einzelne Beckenboden- und Wahrnehmungsübungen im Vordergrund.

Das Setzen von physiologischen Wundheilungsreizen durch sanfte Atem- und Wahrnehmungsübungen haben Priorität.

Aktivierung des Muskelkorsetts in Rückenlage

Das wird bewirkt

- Aktivierung der Beckenbodenmuskulatur
- Aktivierung der tiefliegenden Bauch- und Rückenmuskulatur
- Aktivierung und Vernetzung der Hüft-, Bein- und Beckenbodenmuskulatur
- Wahrnehmung der Verbindung: Atmung - Beckenboden

So wird es gemacht

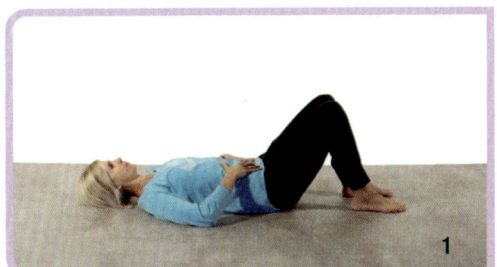 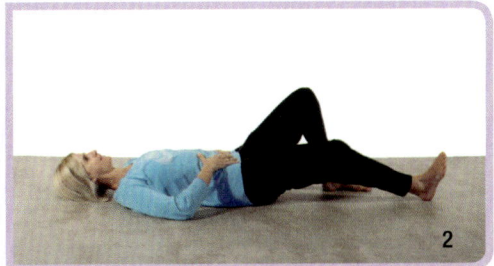

Ausgangsposition:

Du liegst mit aufgestellten Beinen in Rückenlage. Nehme ein sanftes, kleines Hohlkreuz in Deinem unteren Rücken wahr. Atme durch die Nase ein, den Mund verlängert aus.
Deine Hände platziere auf Deinem Bauch.

Frühwochenbett (1)

Einatmend: Verlängere Deine Wirbelsäule, indem Du die zwei Pole Deiner Wirbelsäule – Scheitel und Steiß – voneinander entfernst.
Ausatmend: Schnüre Dein Muskelkorsett (vgl. Seite 67), ohne dabei das sanfte, kleine Hohlkreuz zu verlieren. Spüre, wie Dich das Muskelkorsett um den Rumpf herum stützt, sichert und stärkt.

Spätwochenbett (2)

Einatmend: Verlängere Deine Wirbelsäule, indem Du die zwei Pole Deiner Wirbelsäule – Scheitel und Steiß – voneinander entfernst.
Ausatmend: Schnüre Dein Muskelkorsett (vgl. Seite 67), verlängere das rechte Bein, indem Du die rechte Ferse am Boden entlang nach vorne schiebst, ohne dabei das sanfte, kleine Hohlkreuz zu verlieren, dann Beinwechsel.
Mit der Einatmung schiebe Dein Bein zurück in die Ausgangsposition.

8–10 Wiederholungen auf jeder Seite.

Aktivierung des Muskelkorsetts in Bauchlage

Das wird bewirkt

- Aktivierung der Beckenbodenmuskulatur
- Aktivierung der tiefliegenden Bauch- und Rückenmuskulatur
- Aktivierung und Vernetzung der Hüft-, Bein- und Beckenbodenmuskulatur
- Wahrnehmung der Verbindung: Atmung – Beckenboden

So wird es gemacht

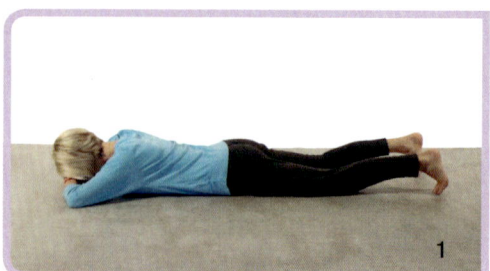
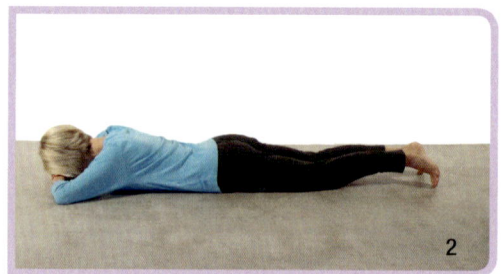

Ausgangsposition:
Du liegst in Bauchlage, Deine Stirn auf den Handrücken platziert. Die Füße sind aufgestellt.

Frühwochenbett (1)
Einatmend: Verlängere Deine Wirbelsäule, indem Du die zwei Pole Deiner Wirbelsäule – Scheitel und Steiß – voneinander entfernst.
Ausatmend: Schnüre Dein Muskelkorsett (vgl. Seite 67). Spüre, wie Dich das Muskelkorsett um den Rumpf herum stützt, sichert und stärkt.

Spätwochenbett (2)
Einatmend: Verlängere Deine Wirbelsäule, indem Du die zwei Pole Deiner Wirbelsäule – Scheitel und Steiß – voneinander entfernst.
Ausatmend: Schnüre Dein Muskelkorsett (vgl. Seite 67) und drücke zeitgleich beide Fußspitzen sanft in den Boden.

8–10 Wiederholungen.

Aktivierung des Muskelkorsetts in Seitlage

Das wird bewirkt

- Aktivierung der Beckenbodenmuskulatur
- Aktivierung der tiefliegenden Bauch- und Rückenmuskulatur
- Aktivierung und Vernetzung der Hilfsmuskulatur (Beininnenseiten) des Beckenbodens
- Wahrnehmung der Verbindung: Atmung – Beckenboden

So wird es gemacht

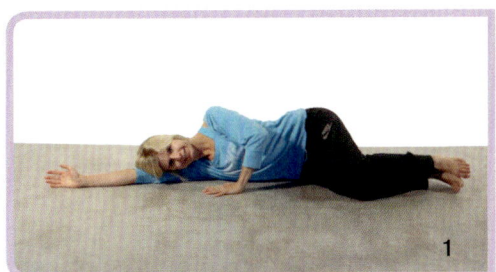 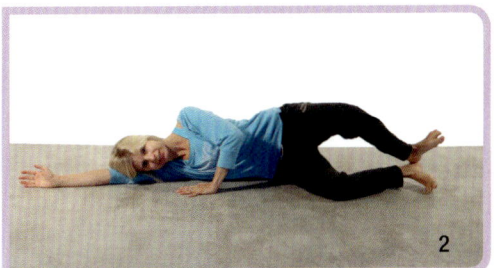

Ausgangsposition:
Du liegst in Seitenlage, die Beine sind nach vorne angewinkelt, der untere Arm ist gestreckt, der obere vor der Brust abgestützt.

Frühwochenbett (1)
Einatmend: Verlängere Deine Wirbelsäule, indem Du die zwei Pole Deiner Wirbelsäule – Scheitel und Steiß – voneinander entfernst. Unter Deiner Taille bleibt ein kleiner Freiraum.
Ausatmend: Schnüre Dein Muskelkorsett (vgl. Seite 67), halte dabei den kleinen Freiraum unter Deiner Taille und spüre, wie Dich das Muskelkorsett um den Rumpf herum stützt, sichert und stärkt.

Spätwochenbett (2)
Einatmend: Verlängere Deine Wirbelsäule, indem Du die zwei Pole Deiner Wirbelsäule – Scheitel und Steiß – voneinander entfernst. Unter Deiner Taille bleibt ein kleiner Freiraum.
Ausatmend: Schnüre Dein Muskelkorsett (vgl. Seite 67), hebe Dein oberes Knie an, drücke die Fersen gegeneinander und halte dabei den kleinen Freiraum unter Deiner Taille.
Mit der Einatmung schließe Deine Beine wieder.

8–10 Wiederholungen. Dann Seitenwechsel.

Aktivierung des Muskelkorsetts im Unterarmstütz

Das wird bewirkt

- Aktivierung der Beckenbodenmuskulatur
- Aktivierung der tiefliegenden Bauch- und Rückenmuskulatur
- Aktivierung und Vernetzung der Hilfsmuskulatur (tiefe Rücken- und Bauchmuskulatur) des Beckenbodens
- Wahrnehmung der Verbindung: Atmung – Beckenboden

So wird es gemacht

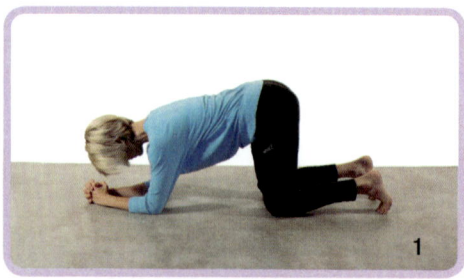

Ausgangsposition:
Komme in den Vierfüßlerstand, die Fußspitzen sind aufgestellt, stütze Dich auf den Unterarmen ab.

Frühwochenbett
Einatmend: Verlängere Deine Wirbelsäule, indem Du die zwei Pole Deiner Wirbelsäule – Scheitel und Steiß – voneinander entfernst. Nehme die Entlastung Deines Beckenbodens wahr.
Ausatmend: Schnüre Dein Muskelkorsett (vgl. Seite 67) und spüre, wie Dich das Muskelkorsett um den Rumpf herum stützt, sichert und stärkt.

Spätwochenbett
Einatmend: Verlängere Deine Wirbelsäule, indem Du die zwei Pole Deiner Wirbelsäule – Scheitel und Steiß – voneinander entfernst. Nehme die Entlastung Deines Beckenbodens wahr.
Ausatmend: Schnüre Dein Muskelkorsett (vgl. Seite 67) und drücke beide Füße in den Boden. Die Muskulatur der Rumpfvorderseite spannt sich an und verstärkt die Kraft Deiner Körpermitte. Einatmend löse die Spannung.

8–10 Wiederholungen.

Halbes Päckchen

Das wird bewirkt

- Aktivierung der Muskelpumpe
- Förderung des Blutrückflusses in den Körperkreislauf
- Reduzierung des Thromboserisikos
- Aktivierung des Kreislaufes

So wird es gemacht

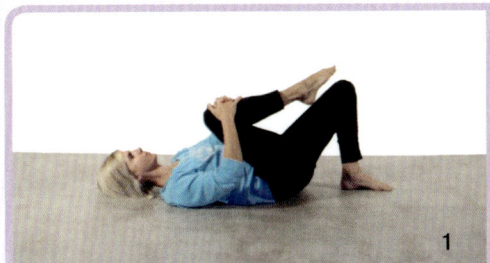

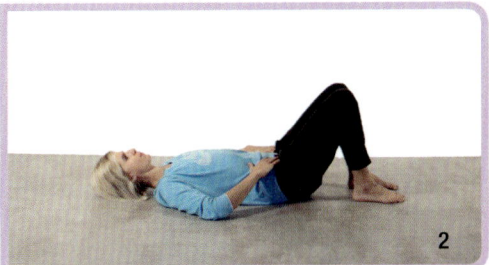

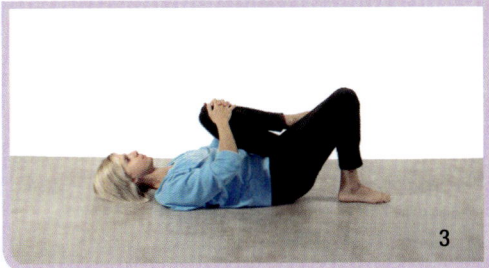

Ausgangsposition:
Du liegst mit aufgestellten Beinen in Rückenlage.

Früh- und Spätwochenbett
Hole abwechselnd ein angewinkeltes Bein nah an Deinen Oberkörper.

3 Minuten.

Beugen – Strecken

Das wird bewirkt

- Aktivierung der Muskelpumpe
- Förderung des Blutrückflusses in den Körperkreislauf
- Reduzierung des Thromboserisikos
- Aktivierung des Kreislaufes

So wird es gemacht

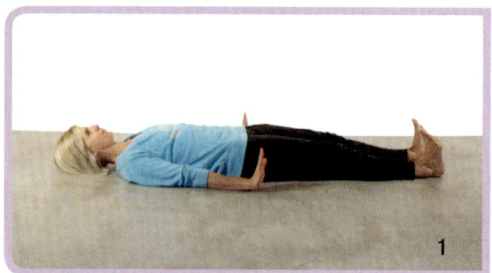 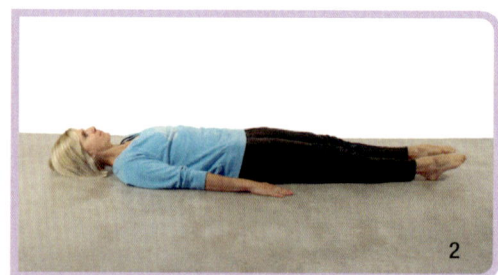

Ausgangsposition:
Du liegst auf Deinem Rücken.

Früh- und Spätwochenbett
Beuge Deine Hand- und Fußgelenke.

Beinschieben

Das wird bewirkt

- Aktivierung der Muskelpumpe
- Förderung des Blutrückflusses in den Körperkreislauf
- Reduzierung des Thromboserisikos
- Aktivierung des Kreislaufes

So wird es gemacht

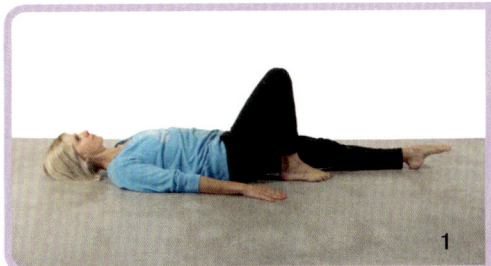 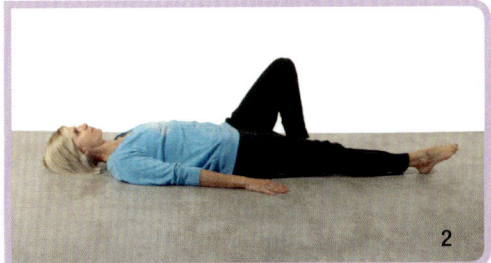

Ausgangsposition:
Du liegst mit aufgestellten Beinen in Rückenlage.

Früh- und Spätwochenbett
Strecke abwechselnd ein Bein in die Länge.

3 Minuten.

Beinstrecken

Das wird bewirkt

- Aktivierung der Muskelpumpe
- Förderung des Blutrückflusses in den Körperkreislauf
- Reduzierung des Thromboserisikos
- Aktivierung des Kreislaufes

So wird es gemacht

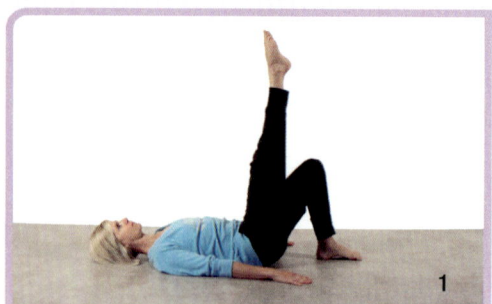

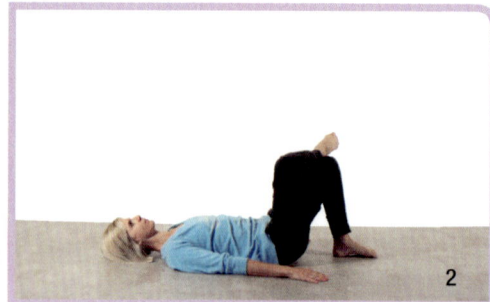

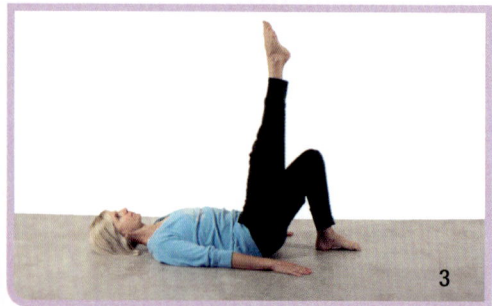

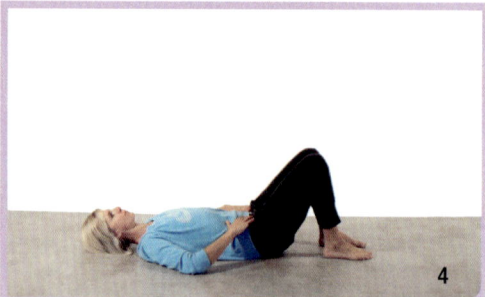

Ausgangsposition:
Du liegst mit aufgestellten Beinen in Rückenlage.

Früh- und Spätwochenbett
Strecke das rechte Bein Richtung Himmel (1), führe es anschließend zu dem linken Knie (2), strecke es erneut Richtung Himmel (3) und platziere es wieder am Boden (4).
Führe diese Bewegungsabfolge abwechselnd mit Deinem rechten und linken Bein durch.

3 Minuten.

Hüftgehen

Das wird bewirkt

- Aktivierung der Muskelpumpe
- Förderung des Blutrückflusses in den Körperkreislauf
- Reduzierung des Thromboserisikos
- Aktivierung des Kreislaufes
- Mobilisation der Hüft- und inneren Beckengelenke

So wird es gemacht

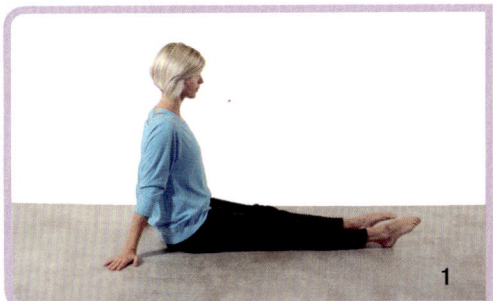
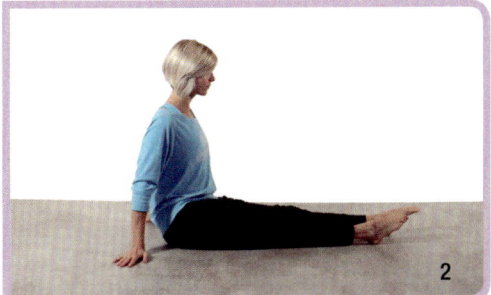

Ausgangsposition:
Setze Dich hin, Deine Arme sind hinter dem Becken am Boden platziert und unterstützen die aufrechte Haltung.

Früh- und Spätwochenbett
Verlängere das rechte und linke Bein im Wechsel, verschiebe dafür Deine Sitzbeinhöcker gegeneinander.

3 Minuten.

6.2 Rückbildungsgymnastik

Zwischen der sechsten und achten Woche ist die Wochenbett-Phase vorbei und die Körpermitte sollte mit Rückbildungsgymnastik systematisch wieder aufgebaut werden. Nach einem Kaiserschnitt sollte erst nach acht Wochen mit dem Training begonnen werden. Allerdings sind dies nur Richtwerte! Der richtige Zeitpunkt für die Rückbildungsgymnastik hängt von der Zahl der Geburten ab und davon, ob man vor der Geburt regelmäßig Sport getrieben hat.

Auch wenn die Vorstellung, in der stressigen Anfangszeit mit Baby einen Rückbildungskurs zu besuchen, nicht sehr verlockend ist, so sollte auf diesen nicht verzichtet werden. Selbst wenn eine absolute Beschwerdefreiheit vorliegt, so schützt ein Beckenbodentraining vor Folgeschäden. Inkontinenz oder Organsenkungen zeigen sich oftmals erst lange Zeit nach der Geburt, z. B. während der Wechseljahre.

Rückbildungsgymnastik hat das Ziel, die Rückbildungsprozesse der Frau zu unterstützen und dadurch die körperlichen Veränderungen von Schwangerschaft und Geburt auszugleichen. Die junge Mutter soll so Kraft und Energie für den Alltag, für sich und ihr Kind zurückgewinnen, ihre anatomisch-physiologische Aufrichtung und Haltung schulen und dabei ein gutes Beckenbodenbewusstsein entwickeln.

Um die positiven Effekte des Trainings langfristig genießen zu können, sollte auch nach dem abgeschlossenen Rückbildungskurs weiter an schwangerschaftsbedingten Schwachstellen trainiert werden.

Kapitel 7

Übungskatalog

7.1	Aufrechte Körperhaltung und Aktivierung des Muskelkorsetts	67
7.2	Erwärmung	68
7.3	Beweglichkeit des Beckens und der Lendenwirbelsäule	80
7.4	Übungen für das Herz-Kreislauf-System	96
7.5	Kräftigungsübungen	108
7.6	Dehnungen	142

7.1 Aufrechte Körperhaltung und Aktivierung des Muskelkorsetts

Aufrechte Körperhaltung

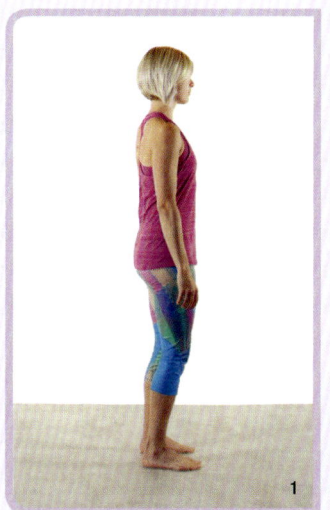

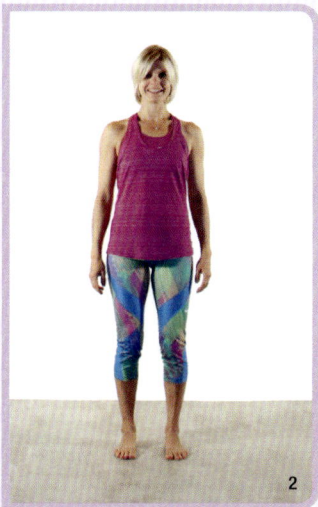

Öffne Deine Füße hüftschmal und rotiere Deine Fußspitzen etwas nach außen aus. Nimm nun die 3 Punkte an Deinen Fußsohlen wahr: Jeweils die Fersen, die Groß- und Kleinzehengrundgelenke. Verschmelze diese 3 Punkte bewusst mit dem Boden und schiebe Dich von dort beginnend vom Boden weg. Vielleicht spürst Du bereits jetzt, wie sich Dein Oberkörper dabei aufrichtet. Verstärke dieses Gefühl der Aufrichtung, indem Du Deinen Scheitel Richtung Himmel, Dein Scham- und Steißbein in die Gegenrichtung, zur Erde lenkst.

Die Arme und Schultern hängen schwer und gelöst nach unten, die Schultern fallen weder nach vorne, noch nach hinten. Der Nacken ist entspannt, weit und gelöst.

Aktivierung des Muskelkorsetts

In dieser Körperlänge angekommen, fokussiere nun Deinen Beckenboden. Stelle ihn Dir als große, schöne Blume vor, welche sich zwischen Deinem Schambein, Steißbein und den beiden Sitzbeinhöckern aufspannt. Schließe die Blätter dieser Blume sanft und gleichmäßig zur Knospe, welche Du dann nach innen oben, in Dich hinein, lenkst.

Sobald Du Aktivität in Deinem Beckenboden wahrnehmen kannst, lenke Deinen Bauchnabel, ebenso sanft, nach innen und oben, Deiner Wirbelsäule entgegen.

Spüre, wie Dich die tiefste Muskulatur Deines Rumpfes von allen Seiten schnürt, formt und stützt – wie ein Korsett.

Die Aktivierung des Beckenbodens und des tiefen Bauchmuskels erfolgt sanft, ohne Veränderung der Wirbelsäulenposition und kann durch eine verlängerte Ausatmung intensiviert werden.

Diese Aktivierung ist mit sehr viel Wahrnehmung und Körpergefühl verbunden. Sollte sie Dir zu Beginn schwer fallen, gib nicht auf. Je öfter Du Deine tiefe, verborgene Muskulatur ansteuerst, desto schneller wirst Du sie bewusst spüren können.

Dein Muskelkorsett ist nun geschnürt, Dein Rumpf ist für alle kommenden Übungen vorbereitet!

7.2 Erwärmung

Vor dem Beginn eines jeden Trainings solltest Du Dir Zeit für aufwärmende Bewegungen und Mobilisationen nehmen. Sie erhöhen Deine Körpertemperatur, regen Dein Herz-Kreislauf-System an, bereiten Deine Gelenke auf die bevorstehenden Bewegungen vor und schaffen ganz unbewusst Verbindungen zu Deinem Beckenboden.

Die subjektive Belastung einer jeden Bewegung sollte leicht sein. Du kommst nicht außer Puste und könntest Dich jederzeit unangestrengt unterhalten.

Achte dabei auf eine harmonische, dynamische Bewegungsausführung „ohne Anfang und ohne Ende".

Wähle Bewegungen für ein insgesamt fünf bis acht minütiges Erwärmungsprogramm.

7.2.1 Pendel

Das wird bewirkt

- Erhöhung der Körpertemperatur
- Anregung des Herz-Kreislauf-Systems
- Mobilisation der Fuß- und Hüftgelenke
- Wahrnehmung der muskulären Verbindung Fuß – Beckenboden

So wird es gemacht

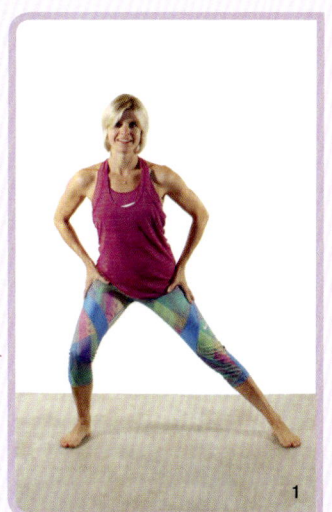
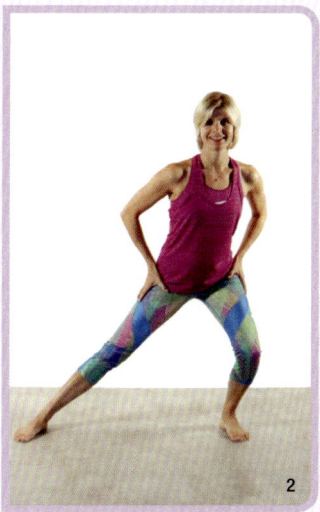

Ausgangsposition:
Öffne die Beine in eine breite Ausgangsposition.

Anleitung:
Stütze Dich mit Deinen Händen an den Oberschenkeln ab und pendel mit Deinem Körper nach rechts und links im Wechsel.
Nimm die 3 Punkte an Deinen Fußsohlen wahr, schiebe diese in den Boden um den Seitenwechsel zu unterstützen. Vielleicht spürst Du dabei vermehrte Spannung in den Beinen, welche sich auf Deinen Beckenboden überträgt?
Der Oberkörper bleibt in seiner Länge aufgespannt.

Ca. 1 Minute

7.2.2 Step Touch

Das wird bewirkt

- Erhöhung der Körpertemperatur
- Anregung des Herz-Kreislauf-Systems
- Schulung der Koordination

So wird es gemacht

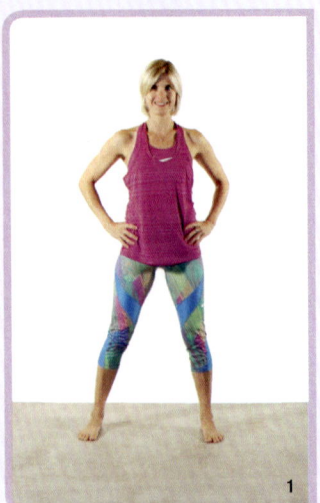 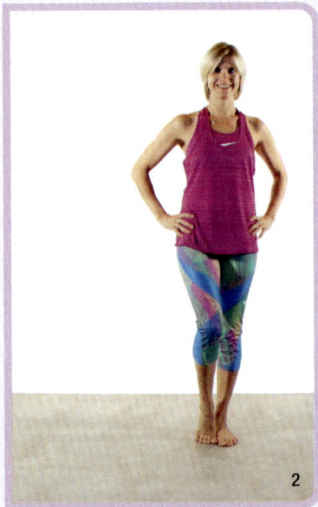

Ausgangsposition:
Komme in einen hüftschmalen aufrechten Stand.

Anleitung:
Öffne Dein rechtes Bein nach rechts (1) und schließe mit dem linken Bein (2).
Anschließend öffne mit Deinem linken Bein nach links und schließe mit dem rechten Bein.
Drücke Dich dabei kraftvoll, mit einem „aktiven Fuß", vom Boden weg.

Ca. 1 Minute

7.2.3 Zehenlaufen

Das wird bewirkt

- Erhöhung der Körpertemperatur
- Anregung des Herz-Kreislauf-Systems
- Mobilisation der Fuß- und Hüftgelenke
- Stimulation der Fußmuskulatur und damit verbundene reaktive Spannungserhöhung der Becken-bodenmuskulatur
- Wahrnehmung der muskulären Verbindung Fuß – Beckenboden

So wird es gemacht

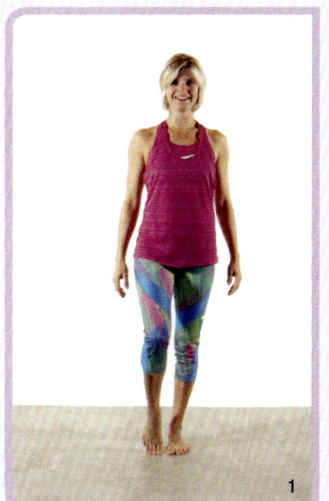 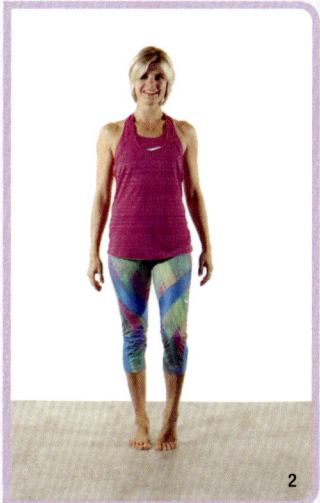

Ausgangsposition:
Komme in einen hüftschmalen aufrechten Stand.

Anleitung:
Übertrage abwechselnd Dein Körpergewicht auf den rechten und linken Fuß.
Rolle dabei mit angenehmen Druck über die Zehen, den Vorfuß bis zu den Fersen ab.
Mit jedem Wechsel spüre Dich federleicht wachsen, als ob Du diese Bewegung auf einem Trampolin machen würdest.

Ca. 1 Minute

7.2.4 Schwünge mit dem Redondo® Ball

Das wird bewirkt

- Erhöhung der Körpertemperatur
- Anregung des Herz-Kreislauf-Systems
- Mobilisation der Fuß- und Hüftgelenke

So wird es gemacht

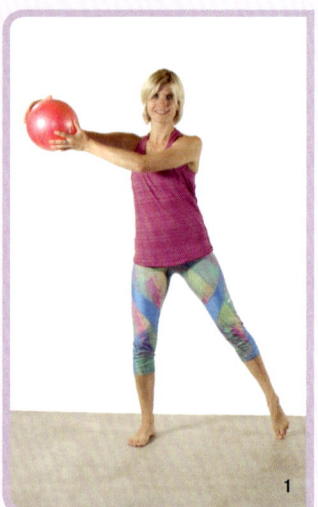
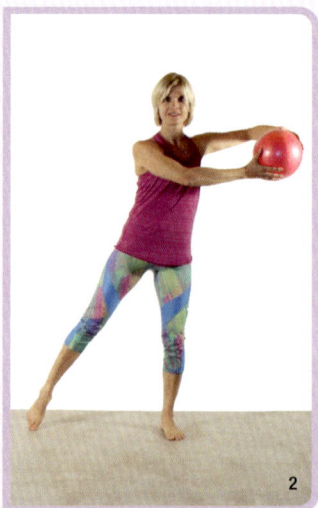

Ausgangsposition:
Öffne die Beine in eine breite Ausgangsposition.
Halte den Redondo® Ball zwischen Deinen Händen.

Anleitung:
Verlagere Deinen Körperschwerpunkt schwungvoll nach rechts und links, schiebe Dich dabei mit den Füßen vom Boden weg.
Deine Arme unterstützen diese dynamische Bewegung indem sie nach rechts (1) und links (2) mitschwingen.

Ca. 1 Minute

7.2.5 Squat

Das wird bewirkt

- Erhöhung der Körpertemperatur
- Anregung des Herz-Kreislauf-Systems
- Mobilisation der Hüftgelenke
- Wahrnehmung der muskulären Verbindung Fuß - Beckenboden

So wird es gemacht

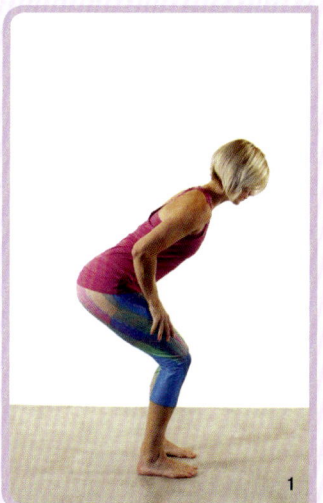 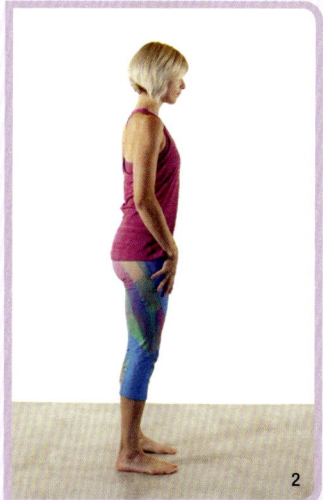

Ausgangsposition:
Komme in einen hüftschmalen aufrechten Stand.
Die Hände sind auf den Oberschenkeln abgestützt.

Anleitung:
Fokussiere die 3 Punkte Deiner Fußsohlen, schiebe diese sanft in den Boden,
beginne mit gestreckter Wirbelsäule Deine Hüften zu beugen,
Deinen Rumpf abzusenken (1) und wieder aufzurichten (2).
Gehe nur so tief, wie Du die Länge in Deinem Rücken halten kannst.

Ca. 1 Minute

7.2.6 Knie heben

Das wird bewirkt

- Erhöhung der Körpertemperatur
- Anregung des Herz-Kreislauf-Systems
- Mobilisation der Knie- und Hüftgelenke
- Stoffwechselerhöhung der hüftumgebenden Muskulatur

So wird es gemacht

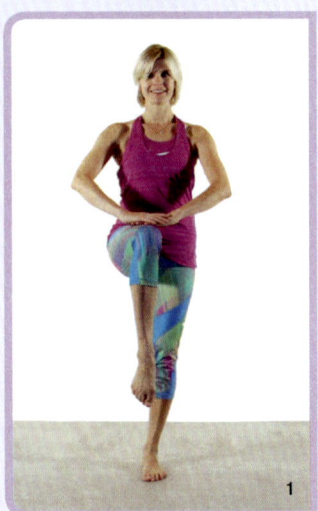
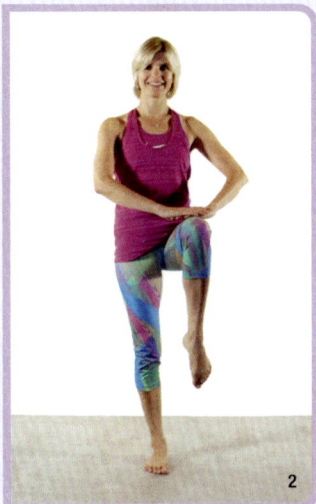

Ausgangsposition:
Komme in einen hüftschmalen aufrechten Stand.

Anleitung:
Hebe Dein rechtes (1) und linkes (2) Knie im Wechsel nach vorne oben an.
Die Hände führe zum jeweiligen Knie.
Hebe Deine Knie nur so weit an, wie Du die Länge in Deinem Rücken halten kannst.

Ca. 1 Minute

7.2.7 Leg Curl mit dem Redondo® Ball

Das wird bewirkt

- Erhöhung der Körpertemperatur
- Anregung des Herz-Kreislauf-Systems
- Mobilisation der Knie- und Hüftgelenke
- Stoffwechselerhöhung der hüftumgebenden Muskulatur
- Schulung der Koordination

So wird es gemacht

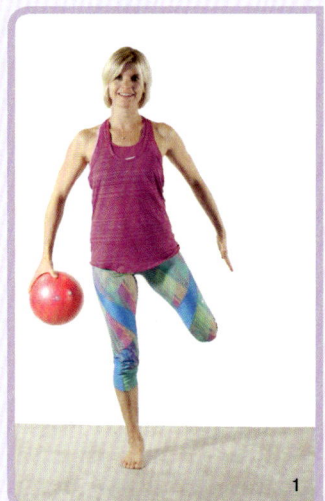 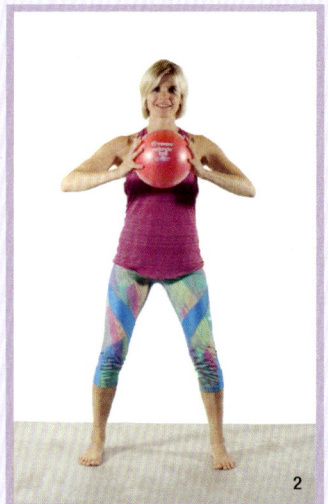 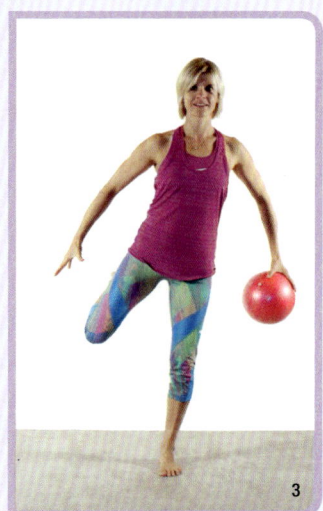

Ausgangsposition:
Komme in einen hüftschmalen aufrechten Stand.

Anleitung:
Halte den Redondo® Ball in Deiner rechten Hand und beuge Dein linkes Bein nach hinten an (1).
Deine Arme sind seitlich platziert und öffnen Deinen Oberkörper.
Stelle Dein linkes Bein auf den Boden, übergebe hier den Ball in Deine linke Hand (2) und beuge
Dein rechtes Bein nach hinten an (3).

Ca. 1 Minute

7.2.8 Rumpfdrehen mit dem Redondo® Ball

Das wird bewirkt

- Erhöhung der Körpertemperatur
- Anregung des Herz-Kreislauf-Systems
- Mobilisation der Hüftgelenke
- Wahrnehmung der muskulären Verbindung Fuß – Beckenboden
- Aktivierung der Rumpfvorderseite

So wird es gemacht

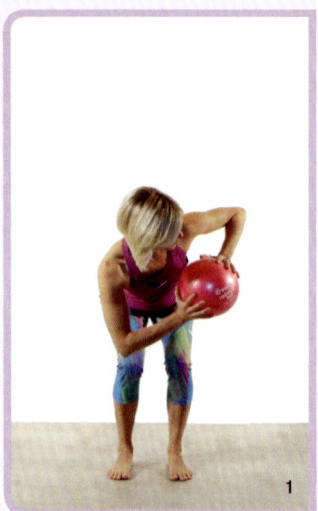 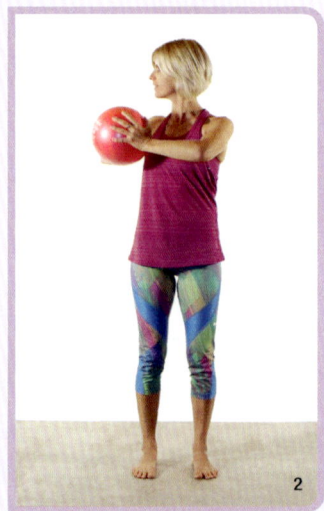

Ausgangsposition:
Komme in einen hüftschmalen aufrechten Stand. Der Redondo® Ball ist zwischen den Händen.

Anleitung:
Drücke den Ball vor Deiner Brust sanft zusammen, die Ellbogen sind auf Schulterhöhe.
Fokussiere die 3 Punkte Deiner Fußsohlen, schiebe diese sanft in den Boden,
beginne mit gestreckter Wirbelsäule Deine Hüften zu beugen, Deinen Rumpf nach links unten abzusenken (1) und in die Gegenrichtung aufzurichten (2).
Gehe nur so tief, wie Du die Länge in Deinem Rücken halten kannst, wechsel die Seite, ca. 1 Minute.

Ca. 1 Minute

7.2.9 Schulterkreise

Das wird bewirkt

- Mobilisation der Schultergelenke
- Stoffwechselerhöhung der Nacken-und Schultermuskulatur
- Schulung der aufrechten Körperhaltung

So wird es gemacht

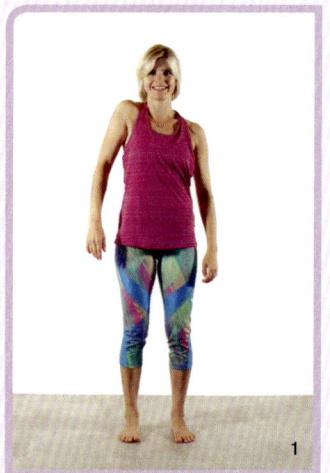

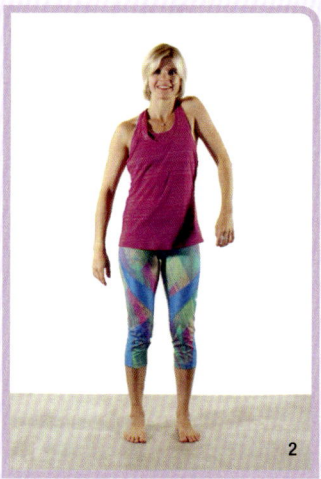

Ausgangsposition:
Komme in einen hüftschmalen aufrechten Stand.

Anleitung:
Beginne Deine Schultern im Wechsel nach hinten unten zu kreisen, während Deine Arme nach unten hängen.

Erst nach einigen Wiederholungen vergrößere die Schulterkreise, indem Du in Deinen Ellbogengelenken beugst. Deine Wirbelsäule bleibt dabei lang!
Dein Becken rotiert nicht mit, es bleibt parallel nach vorne ausgerichtet.

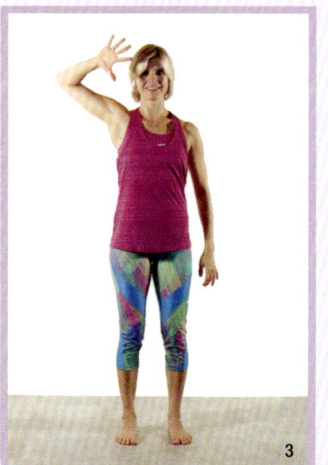

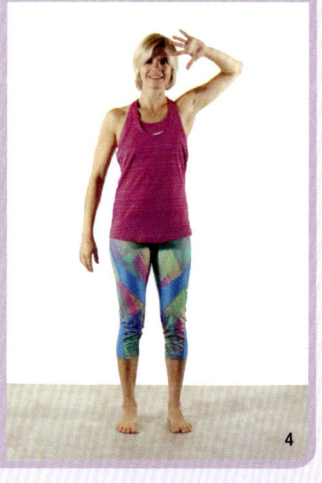

Ca. 1 Minute

7.2.10 Wirbelsäulenmobilisation

Das wird bewirkt

- Mobilisation der Hüftgelenke und der Wirbelsäule

So wird es gemacht

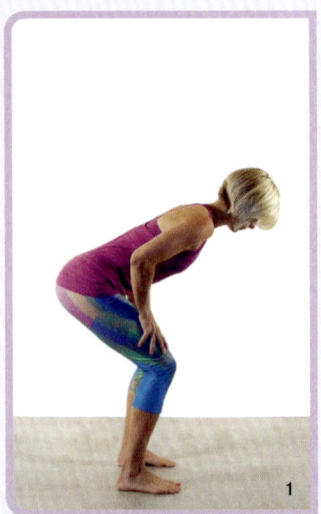
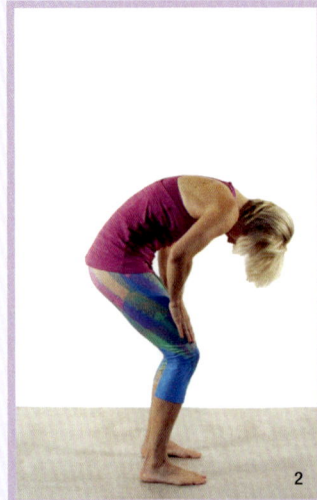
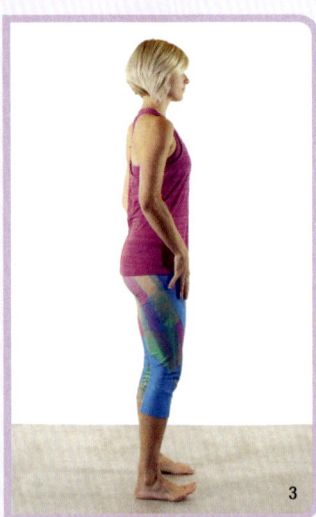

Ausgangsposition:
Öffne die Beine in eine hüftschmale Ausgangsposition.

Anleitung:
Stütze Dich mit Deinen Händen an den Oberschenkeln ab und beuge mit langem Rücken Deine Hüftgelenke.
Senke Deinen Rumpf nach vorne unten ab (1), rolle die Wirbelsäule ein, indem Du das Kinn Richtung Brust, das Schambein Richtung Bauchnabel führst (2).
Verlängere Deine Wirbelsäule zuerst, bevor Du Dich wieder in den Stand aufrichtest (3).

Ca. 1 Minute

7.2.11 Einrollen mit dem Redondo® Ball

Das wird bewirkt

- Erhöhung der Körpertemperatur
- Anregung des Herz-Kreislauf-Systems
- Mobilisation der Hüftgelenke und der Wirbelsäule
- Schulung der Stabilisationsfähigkeit

So wird es gemacht

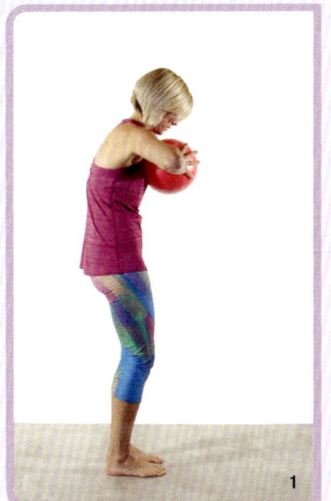 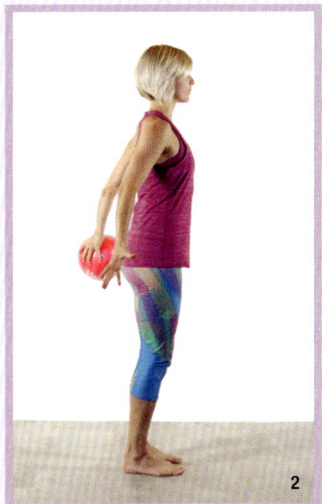 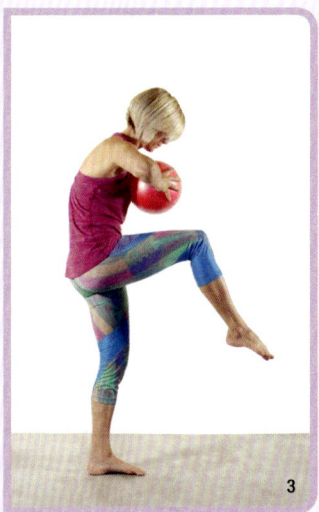

Ausgangsposition:
Öffne die Beine in eine hüftschmale Ausgangsposition. Der Redondo® Ball liegt zwischen Deinen Händen.

Anleitung:
Führe den Ball zu Deinem Brustbein und werde im Bereich der Brustwirbelsäule rund (1).
Öffne die Arme nach rechts und links außen unten und schiebe Dein Brustbein nach vorne in die Streckung der Brustwirbelsäule (2).
Nach einigen Wiederholungen beginne beim Einrollen jeweils ein Bein im Wechsel anzuheben.

Ca. 1 Minute

7.3 Beweglichkeit des Beckens und der Lendenwirbelsäule

An den umfangreichen Bewegungsmöglichkeiten des Beckens sind sowohl die Hüftgelenke, als auch die Lendenwirbelsäule beteiligt. Für ein effektives, funktionelles Beckenbodentraining ist eine freie Beweglichkeit des Beckens mit all seinen kleinen, inneren Gelenken Voraussetzung. Das Zusammenspiel zwischen Hüftgelenken und der Lendenwirbelsäule muss gegeben sein, um die Bewegungseinheit „Becken" optimal für das Training einsetzen zu können. Vor allem die innerste Beckenbodenschicht reagiert auf Beckenbewegungen mit Aktivität, ohne dass wir diese bewusst ansteuern müssen! Diesen überaus tollen Effekt nutzen wir in den Übungen für die Beweglichkeit des Beckens und der Lendenwirbelsäule.

7.3.1 Beckenacht

Das wird bewirkt

- Verbesserung der inneren Beckenbeweglichkeit
- Aktivierung der Beckenbodenmuskulatur
- Mobilisation der Lendenwirbelsäule und der Hüftgelenke
- Förderung der Durchblutung der Beckenbodenmuskulatur

So wird es gemacht

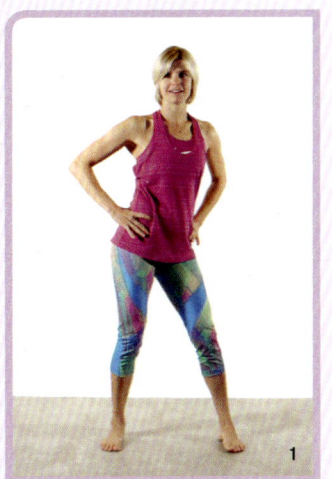

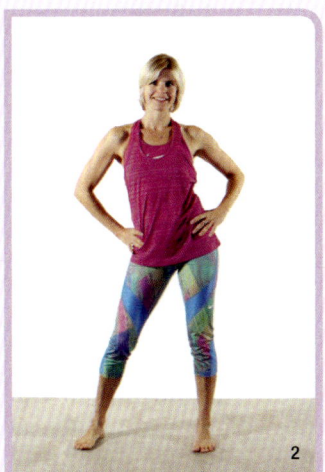

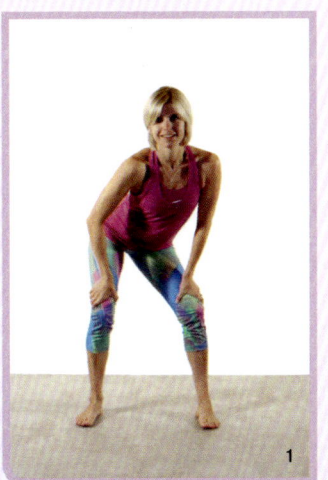

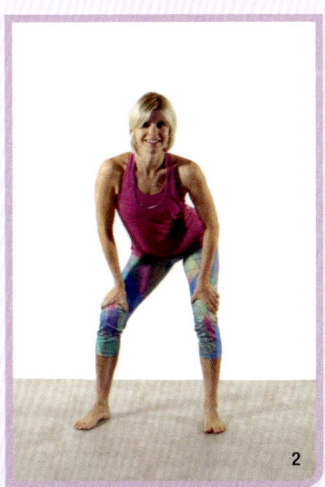

Ausgangsposition:
Wähle zwischen einem aufrechten Stand, oder einer abgestützen Vorbeuge. Dabei sind die Beine schulterbreit geöffnet.

Anleitung:
Stelle Dir in Deinem Becken eine große liegende Acht vor. Zeichne mit Deiner rechten Beckenhälfte den Kopf der Acht (1), mit der linken Beckenhälfte den Bauch der Acht (2) nach. Beginne mit den Bewegungen eher klein, sobald Du ein Gefühl für die Bewegung bekommen hast, werde größer.

10 Wiederholungen, dann Richtungswechsel.

7.3.2 Hüftrad

Das wird bewirkt

- Verbesserung der inneren Beckenbeweglichkeit
- Aktivierung der Beckenbodenmuskulatur
- Mobilisation der Lendenwirbelsäule und der Hüftgelenke
- Förderung der Durchblutung der Beckenbodenmuskulatur

So wird es gemacht

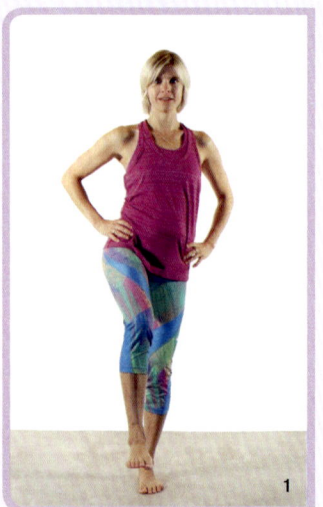 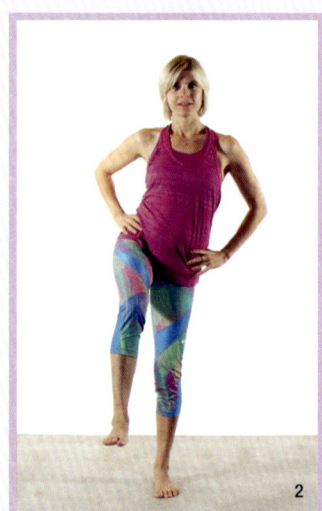 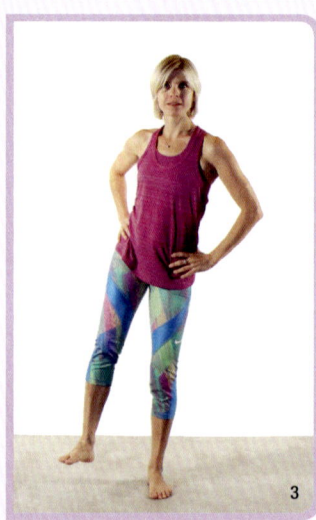

Ausgangsposition:
Du stehst aufrecht mit hüftschmal geöffneten Beinen. Die Hände sind in den Hüften abgestützt.

Anleitung:
Stelle Dir Deine rechte Beckenhälfte als „Fahrrad-Pedal" vor und lasse dieses langsam und achtsam von vorne nach hinten kreisen:
Hebe Deine rechte Beckenhälfte nach vorne oben an (1), komme am höchsten Punkt an (2) und lasse es nach hinten unten absenken (3).

10 Wiederholungen, dann Seitenwechsel.

7.3.3 Hüftdrehen mit dem Redondo® Ball

Das wird bewirkt

- Verbesserung der inneren Beckenbeweglichkeit
- Aktivierung der Beckenbodenmuskulatur
- Mobilisation der Hüftgelenke
- Mobilisation der Lendenwirbelsäule
- Aufrichtung des Oberkörpers
- Schulung der Koordination

So wird es gemacht

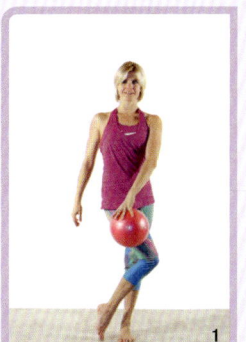 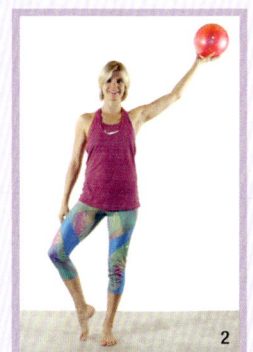 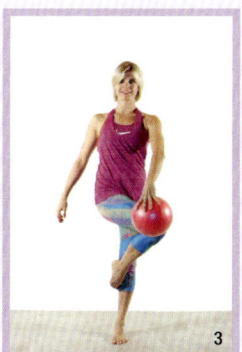 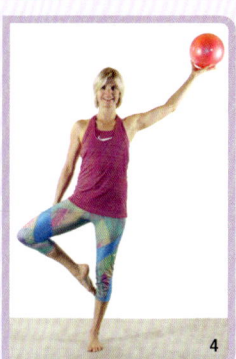

| 1 | 2 | 3 | 4 |

Ausgangsposition:
Du bist in einem aufrechten, hüftschmal geöffneten Stand. Der Redondo® Ball ist in deiner linken Hand.

Anleitung:
Stelle Deine rechte Fußspitze auf dem Boden auf und drehe das rechte Knie weit möglichst nach vorne innen ein, der Ball nähert sich dem rechten Knie, ohne dass Du dabei Länge in der Wirbelsäule verlierst (1). Drehe im Anschluss das Knie nach außen auf, der linke Arm wird in die Diagonale nach links oben gestreckt, der Oberkörper geöffnet und die Länge der Wirbelsäule wahrgenommen (2).

10 Wiederholungen, dann Seitenwechsel.

Für Geübte:
Hebe das rechte Knie auf Hüfthöhe an, drehe es weit möglichst nach vorne innen ein, der Ball nähert sich dem rechten Knie, ohne dass Du dabei Länge in der Wirbelsäule verlierst (3).
Drehe im Anschluss das Knie nach außen auf, der linke Arm wird in die Diagonale nach links oben gestreckt, der Oberkörper geöffnet und die Länge der Wirbelsäule wahrgenommen (4).

5–8 Wiederholungen, dann Seitenwechsel.

7.3.4 Vierfüßlerkreis

Das wird bewirkt

- Verbesserung der inneren Beckenbeweglichkeit
- Aktivierung der Beckenbodenmuskulatur
- Mobilisation der Hüftgelenke
- Mobilisation der Wirbelsäule
- Stoffwechselerhöhung der hüftumgebenen Muskulatur

So wird es gemacht

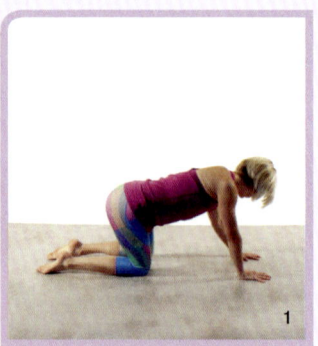

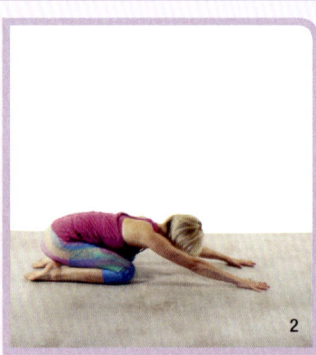

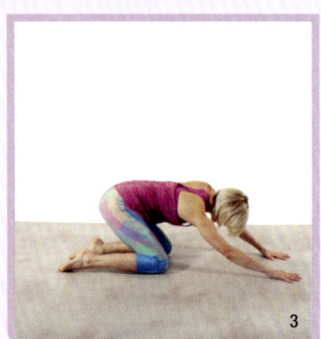

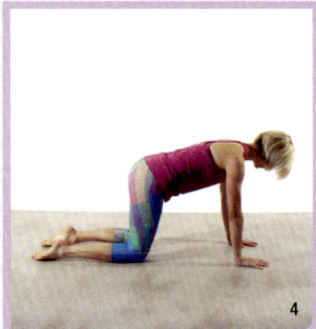

Ausgangsposition:
Begebe Dich in den Vierfüßler. Die Hände sind fächerförmig unter den Schultern, die Knie unter den Hüftgelenken platziert. Die Wirbelsäule ist in ihrer Länge aufgespannt.

Anleitung:
Lasse Deine Hände und Knie mit dem Boden verwurzeln und beginne mit Ganzkörperkreisen:
Bewege Deinen Oberkörper nach rechts (1), setze Dich hinten auf den Fersen ab (2), schiebe nach links oben (3) und in die Ausgangsposition zurück (4).
Spüre dabei, wie sich die Wirbelsäule „Glied für Glied" bewegt, sich die Sitzbeinhöcker im Fersensitz öffnen, Dein Beckenboden sich weitet.

10 Wiederholungen, dann Richtungswechsel.

7.3.5 Hüftöffnung im Vierfüßler

Das wird bewirkt

* Verbesserung der inneren Beckenbeweglichkeit
* Mobilisation der Hüftgelenke
* Mobilisation der Lendenwirbelsäule
* Streckung der hüftbeugenden Muskulatur
* Stoffwechselerhöhung der hüftumgebenen Muskulatur

So wird es gemacht

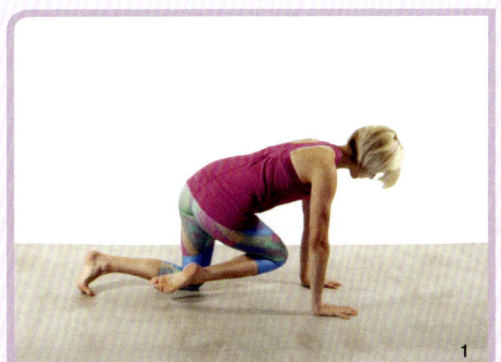 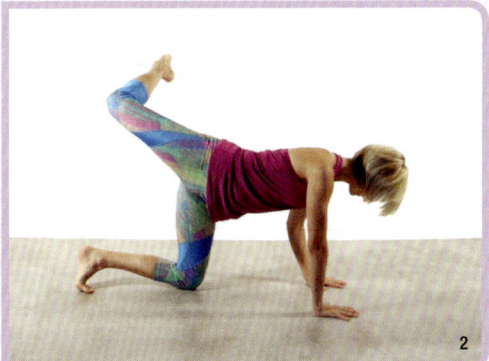

Ausgangsposition:
Begebe Dich in den Vierfüßler. Die Hände sind fächerförmig unter den Schultern, die Knie unter den Hüftgelenken platziert. Die Wirbelsäule ist in ihrer Länge aufgespannt.

Anleitung:
Ziehe das rechte Knie zu Deiner linken Hand ohne Deine Wirbelsäule zu beugen (1).
Im Anschluss schiebe den rechten Fuß über rechts außen nach links oben (2).
Du spürst dabei, wie sich Dein rechtes Becken aufdreht, sich Deine rechte Leiste streckt und sich die Lendenwirbelsäule dreht. Achte auf einen langen Rücken und keine Hohlkreuzbildung!

10 Wiederholungen, dann Seitenwechsel.

7.3.6 Beckenkreise auf dem Redondo® Ball

Das wird bewirkt

- Verbesserung der inneren Beckenbeweglichkeit
- Mobilisation der Lendenwirbelsäule und der Hüftgelenke
- Entlastung und Entspannung des Beckenbodens
- Förderung der Durchblutung der Beckenbodenmuskulatur

So wird es gemacht

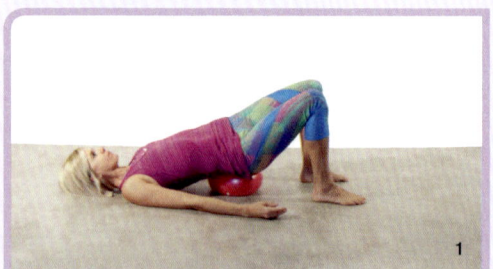
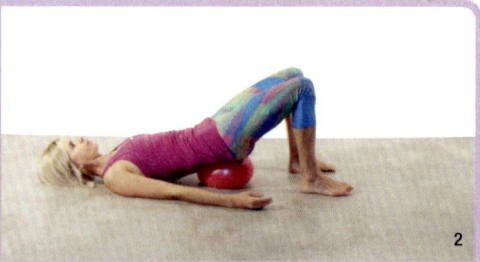
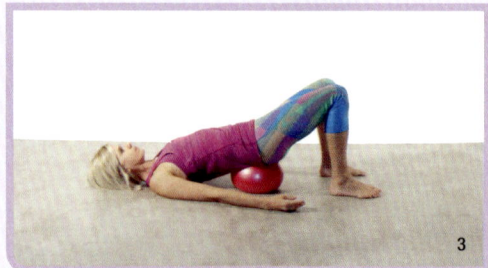
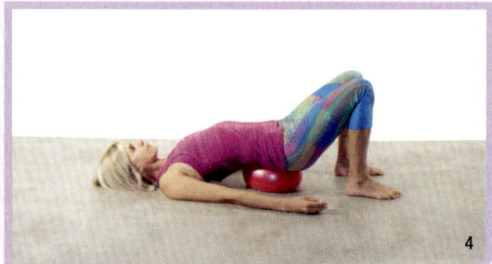

Ausgangsposition:
Du bist in der Rückenlage, der Redondo® Ball ist angenehm unter der Lendenwirbelsäule platziert.

Anleitung:
Beginne nun Dein Becken auf dem Ball zu kreisen, indem Du das rechte Becken in den Ball absenkst (1), zu Dir heran ziehst und die Lendenwirbelsäule beugst (2), es nach links unten in den Ball absenkst (3) und es kippst, während sich die Lendenwirbelsäule streckt (4).
Beginne mit kleinen Beckenkreisen und werde größer, wenn es Dir gut tut.

10 Wiederholungen, dann Richtungswechsel.

7.3.7 Beckenspirale

Das wird bewirkt

- Verbesserung der inneren Beckenbeweglichkeit
- Mobilisation der Hüftgelenke
- Mobilisation der Brust- und Lendenwirbelsäule
- Förderung der Durchblutung der Beckenbodenmuskulatur
- Entlastung und Entspannung des Beckenbodens

So wird es gemacht

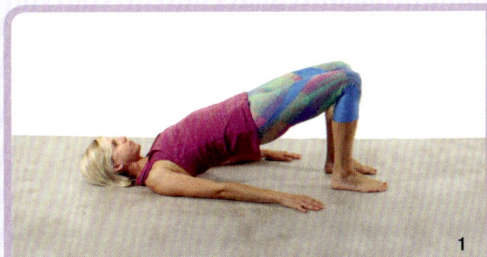
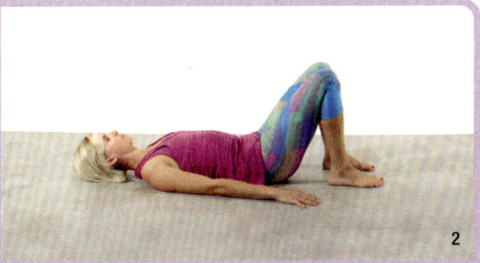
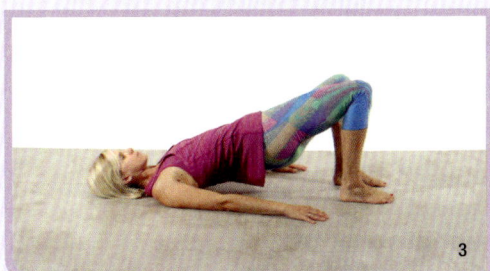
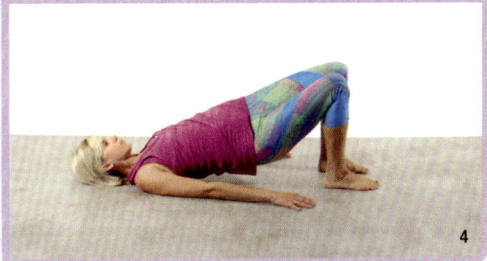

Ausgangsposition:
Begebe Dich in die Rückenlage, Arme und Nacken liegen entspannt auf dem Boden.
Die Beine sind angenehm angewinkelt.

Anleitung:
Hebe (1) und senke (2) Dein Becken im langsamen Rhythmus, federleicht als „schwebenden Teppich". Nach einigen Wiederholungen beginne Deine rechte Beckenhälfte zuerst Richtung Himmel zu schieben (3), oben angekommen, stelle Dein Becken gerade und beginne dann mit Deiner rechten Beckenhälfte zuerst abzusenken (4).

10 Wiederholungen, dann Richtungswechsel.

7.3.8 Befreites Becken

Das wird bewirkt

- Verbesserung der inneren Beckenbeweglichkeit
- Mobilisation der Hüftgelenke
- Mobilisation der Lendenwirbelsäule
- Stoffwechselerhöhung der Beckenmuskulatur

So wird es gemacht

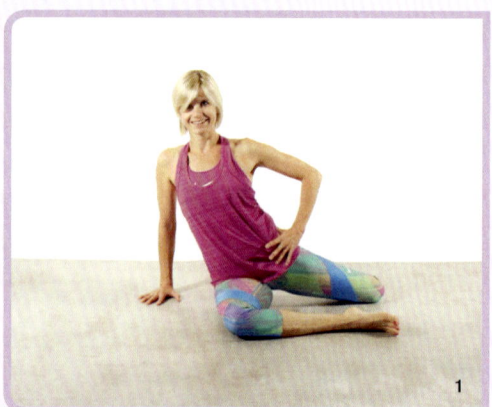 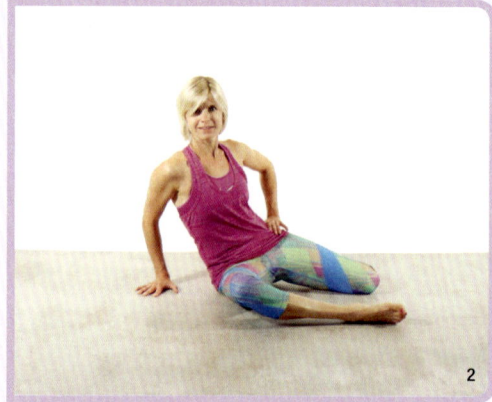

Ausgangsposition:
Begebe Dich in einen Hürdensitz, das rechte Bein ist vor Dir angewinkelt, das linke hinter Dir. Deine linke Hand platziere auf Deiner linken Beckenhälfte.

Anleitung:
Schiebe Deine linke Beckenhälfte sanft nach vorne, öffne dabei Deine linke Leiste (1), fließend und sanft schiebe Dein Becken nach hinten unten zurück (2).

10 Wiederholungen, dann Seitenwechsel.

7.3.9 Bewegtes Sitzen auf dem Redondo® Ball

Das wird bewirkt

- Verbesserung der inneren Beckenbeweglichkeit
- Aktivierung der Beckenbodenmuskulatur
- Mobilisation der Hüftgelenke
- Mobilisation der Lendenwirbelsäule
- Förderung der Durchblutung der Beckenbodenmuskulatur

So wird es gemacht

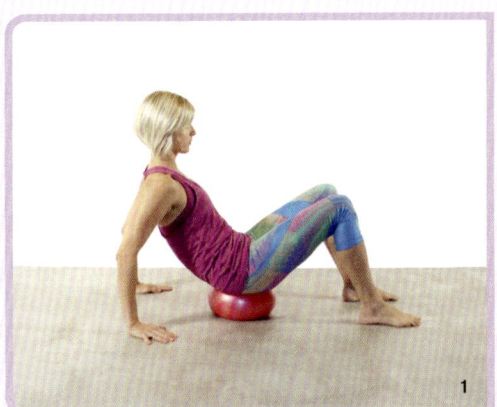

1

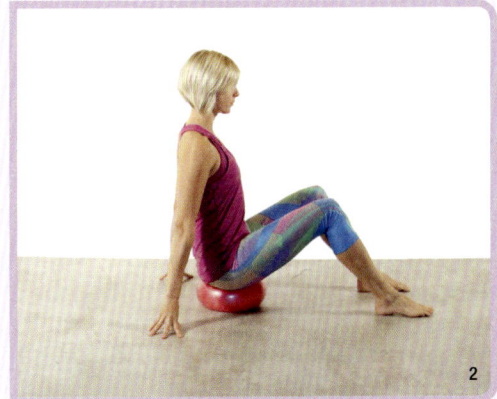

2

Ausgangsposition:
Setze Dich auf den Redondo® Ball, die Arme stützen Dich hinter dem Ball ab.

Anleitung:
Schiebe Dein Becken auf dem Ball nach vorne, sodass sich Deine Lendenwirbelsäule beugt und sich das Schambein dem Bauchnabel annähert (1). Im Anschluss rolle den Ball zurück, strecke Deine Lendenwirbelsäule und schiebe Dich in ein sanftes, angenehmes Hohlkreuz (2).

10-20 Wiederholungen.

7.3.10 Hüftgehen

Das wird bewirkt

* Verbesserung der inneren Beckenbeweglichkeit
* Mobilisation der Hüftgelenke
* Mobilisation der Lendenwirbelsäule
* Förderung der Durchblutung der Beckenbodenmuskulatur

So wird es gemacht

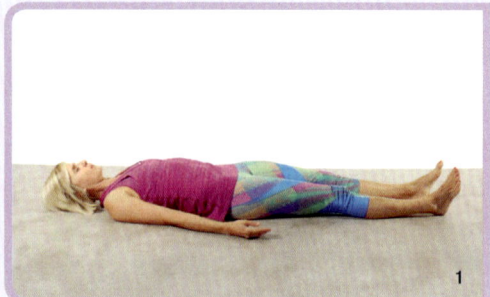 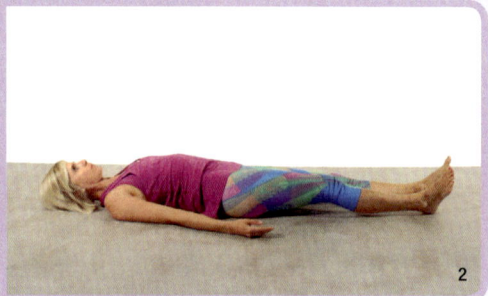

Ausgangsposition:

Begebe Dich in die Rückenlage, Arme und Nacken liegen entspannt auf dem Boden. Deine Beine und Dein Becken sind angenehm schwer.

Anleitung:

Beginne nun Dein rechtes Bein nach unten wachsen zu lassen, bis die rechten Fußspitzen an den linken vorbeilaufen (1). Anschließend verlängere Dein linkes Bein (2) und spüre ein angenehmes, fließendes Hüftgehen, welches sich als Mobilisation in Deine tiefen Beckengelenke, Deinen Beckenboden und Deinen unteren Rücken fortsetzt.

Nimm Dir für diesen Bewegungsablauf Zeit. Genieße die größtmöglichen Bewegungsumfänge Deiner Hüften, halte inne, wenn es Dir gut tut.

Mindestens 2 Minuten.

7.3.11 Beckenschieben mit dem Redondo® Ball

Das wird bewirkt

- Verbesserung der inneren Beckenbeweglichkeit
- Mobilisation der Lendenwirbelsäule und der Hüftgelenke
- Förderung der Durchblutung der Beckenbodenmuskulatur

So wird es gemacht

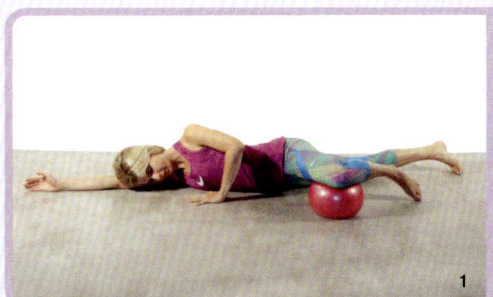
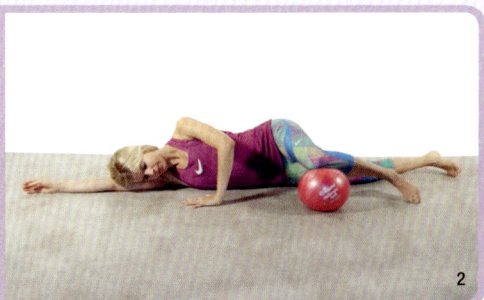

Ausgangsposition:
Du bist in der Seitenlage, der Kopf ist auf dem unteren langen Arm abgelegt, das obere Knie ist angewinkelt vor Deinem Becken auf dem Redondo® Ball abgelegt.

Anleitung:
Rolle das Knie auf dem Ball nach vorne, sodass sich Deine obere Beckenhälfte nach vorne unten bewegt (1). Rolle das Knie wieder zurück, bis Dein Becken wieder gerade steht und sich sogar noch – in kleinem Umfang – nach hinten unten bewegt (2).

10 Wiederholungen, dann Seitenwechsel.

7.3.12 Umfassende Hüftbeweglichkeit

Das wird bewirkt

- Verbesserung der inneren Beckenbeweglichkeit
- Mobilisation der Hüftgelenke
- Mobilisation der Brust- und Lendenwirbelsäule
- Entlastung und Entspannung des unteren Rückens und des Beckenbodens
- Förderung der Durchblutung der Beckenbodenmuskulatur

So wird es gemacht

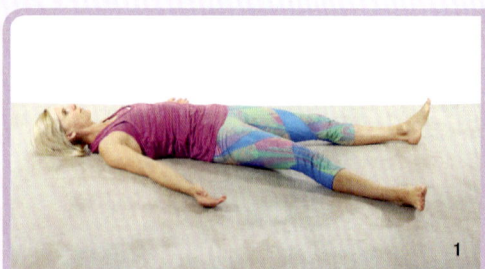

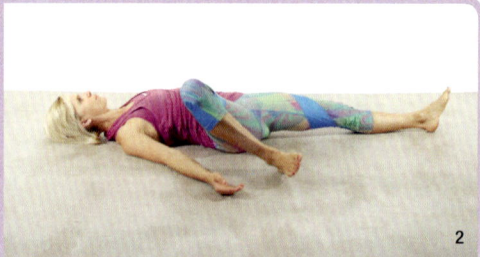

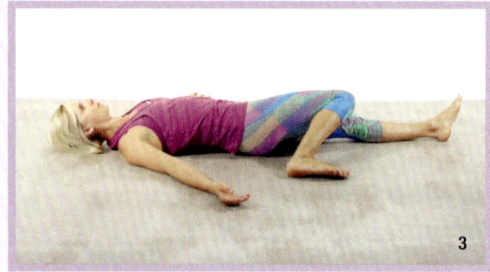

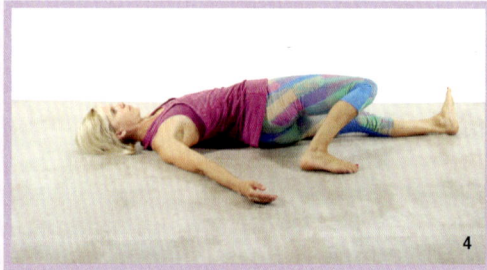

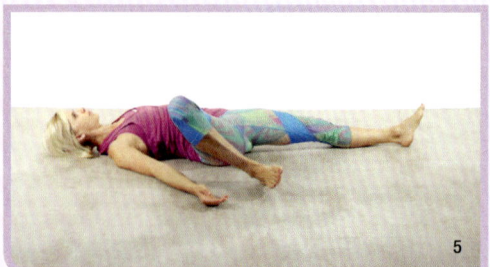

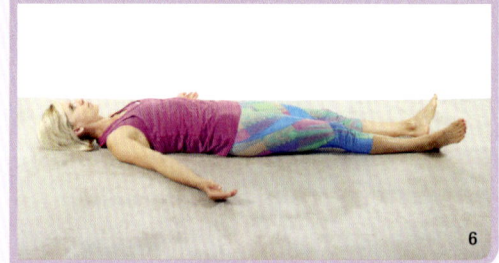

Umfassende Hüftbeweglichkeit (Anleitung)

Ausgangsposition:
Begebe Dich in die Rückenlage, Arme und Nacken liegen entspannt auf dem Boden.
Deine Beine und Dein Becken sind angenehm schwer.

Anleitung:
Beginne Dein rechtes Bein über rechts außen weitlaufend anzuwinkeln, Dein Fuß hat dabei immer
Kontakt zum Boden (1). Platziere dann Deinen rechten Fuß an der für Dich höchst möglichen
Position (2).
Lasse Dein rechtes Knie nach links fallen (3), halte diese Position ca. 5 Sekunden bevor du mit
Druck des rechten Fußes in den Boden Dein rechtes Becken vom Boden löst und eine angenehme
Verwringung der Lenden- und Brustwirbelsäule erreichst (4).
Auch diese Position halte mindestens 5 Sekunden.
Bringe dann Dein Becken zum Boden zurück, kippe Dein rechtes Knie nach außen zurück (5) und
zeichne mit dem Bein den großen, weitläufigen Halbkreis nach unten in die gestreckte Ausgangs-
position zurück (6).
Den gleichen Bewegungsablauf wiederhole mit dem linken Bein.

Nimm Dir für diesen Bewegungsablauf Zeit. Genieße die größtmöglichen Bewegungsumfänge
Deiner Hüften, halte inne, wenn es Dir gut tut.

Wiederhole mindestens 3x pro Seite.

7.3.13 Hüftkreise

Das wird bewirkt

- Verbesserung der inneren Beckenbeweglichkeit
- Mobilisation der Hüftgelenke
- Mobilisation und Dehnung der Beckenbodenmuskulatur
- Mobilisation und Entspannung der Lendenwirbelsäule
- Stoffwechselerhöhung der Beckenmuskulatur

So wird es gemacht

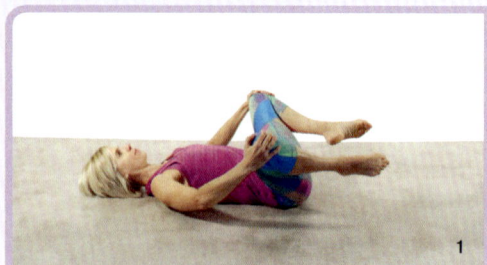
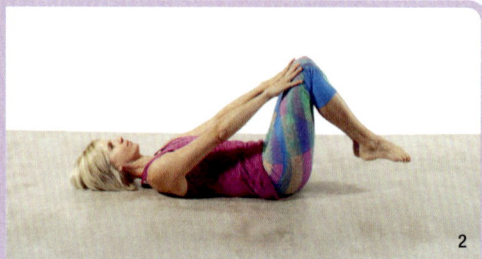
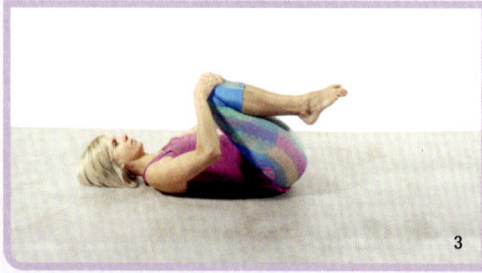

Ausgangsposition:
Du liegst in Rückenlage, die Hände umfassen Deine Knie.

Anleitung:
Ziehe die Knie eng Richtung Bauch und öffne sie nach rechts und links außen (1).
Halte diese Position für 2–3 Atemzüge und spüre die Dehnung der Beininnenseiten und der Beckenbodenmuskulatur.
Führe Deine Beine mit Hilfe Deiner Hände über außen unten nach innen oben zurück.
Stelle Dir vor, große Hüftkreise zu zeichnen.

10 Wiederholungen.

7.4 Übungen für das Herz-Kreislauf-System

Die subjektive Belastung bei den Herz-Kreislauf-Übungen ist leicht bis mittel und sollte inklusive des Seitenwechsels 2–3 Minuten im „Plaudertempo" durchgeführt werden. Achte dabei auf eine harmonische, dynamische Bewegungsausführung „ohne Anfang und ohne Ende".

Je mehr Spannung Du in die Bewegung geben kannst, desto mehr wird das Herz-Kreislauf-System arbeiten müssen – eine schöne Art die Bewegungs- intensität selbst zu steuern und dem Trainingszustand anzupassen.

Die folgenden Bewegungen werden unterschieden in jene, die Du während der Rückbildung durchführen kannst, und jene, die Dir nach der Rückbildungs- zeit weitere Trainingseffekte verschaffen.

7.4.1 Side To Side

Das wird bewirkt

- Kräftigung des Herz-Kreislauf-Systems
- Anregung der Fettverbrennung
- Steigerung der Stabilisationsfähigkeit
- Reaktive Beckenbodenspannung

So wird es gemacht

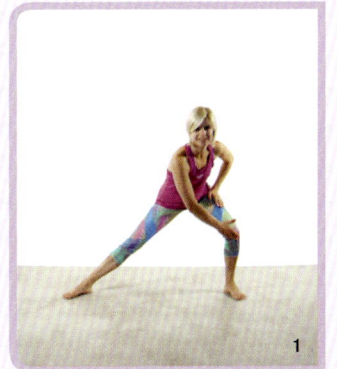

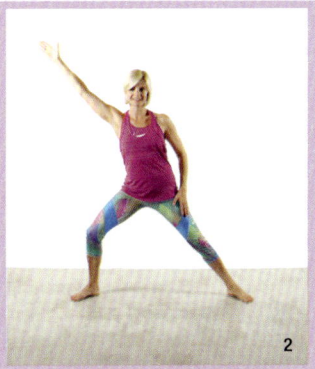

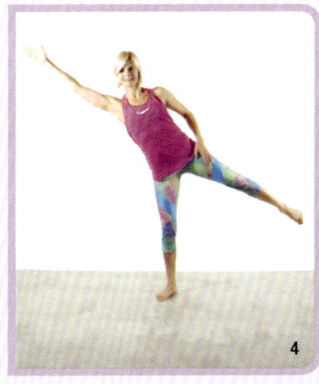

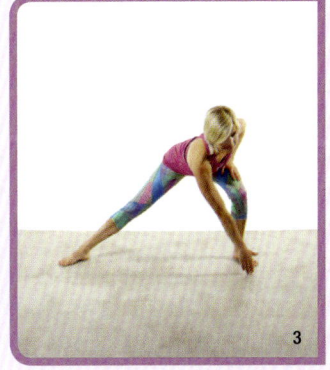

Ausgangsposition:
Breiter Stand, Fußspitzen leicht ausrotiert, Pendel nach rechts und links im Wechsel.
Die Füße sind dabei aktiv, schieben den Körper kraftvoll vom Boden weg und geben den Impuls zum Seitenwechsel.

Anleitung:
Beim Pendeln nach links wird die rechte Hand zum linken Knie (1), beim Pendeln nach rechts diagonal nach rechts oben geführt (2).
Nach einigen Wiederholungen wird das rechte Bein in die Luft angehoben und das Muskelkorsett geschnürt (4)!

Nach der Rückbildung:
Vorausgesetzt der Rücken bleibt lang, kann mit der rechten Hand der Boden – anstatt das Knie – berührt werden (3).

2–3 Minuten inklusive Seitenwechsel.

7.4.2 Pendel Balance

Das wird bewirkt

- Kräftigung des Herz-Kreislauf-Systems
- Anregung der Fettverbrennung
- Steigerung der Stabilisationsfähigkeit
- Reaktive Beckenbodenspannung

So wird es gemacht

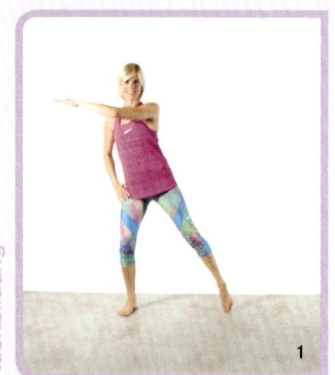 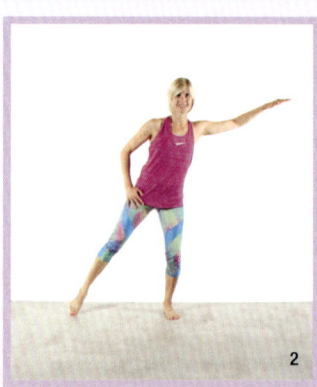 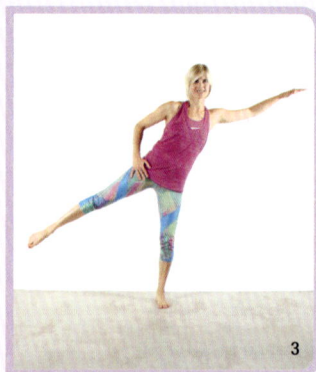

Ausgangsposition:
Breiter Stand, Fußspitzen leicht ausrotiert.

Anleitung:
Pendel nach rechts und links im Wechsel.
Die Füße sind dabei aktiv, schieben den Körper kraftvoll vom Boden weg und geben den Impuls zum Seitenwechsel.
Der linke Arm pendelt kraftvoll mit (1, 2).
Nach einigen Wiederholungen hebe Dein rechtes Bein seitlich an und verlagere Dein Gewicht auf das linke Bein (3).
In diesem Balancemoment aktiviere Dein Muskelkorsett und nimm Länge in Deinem Oberkörper wahr.

2–3 Minuten inklusive Seitenwechsel.

7.4.3 Seitausfallschritte

Das wird bewirkt

- Kräftigung des Herz-Kreislauf-Systems
- Anregung der Fettverbrennung
- Koordination und Ganzkörperaufspannung

So wird es gemacht

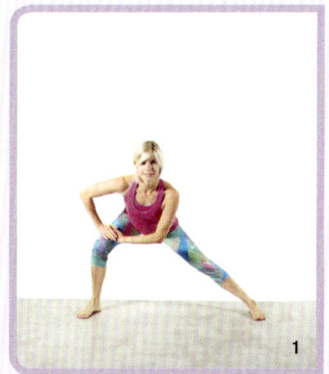 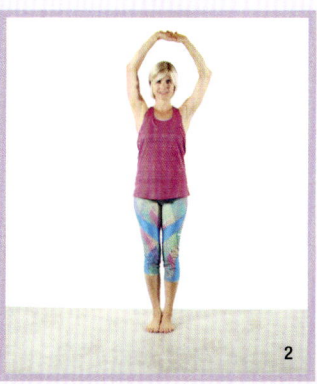 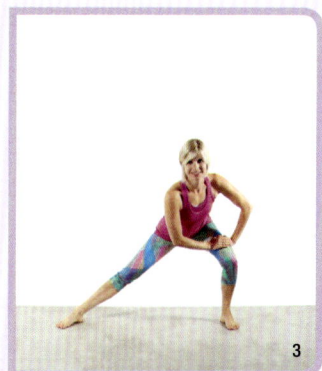

Ausgangsposition:
Komme in einen sehr breiten Stand, die Fußspitzen sind dabei sanft nach außen rotiert.
Die Wirbelsäule ist in ihrer Länge aufgespannt.

Anleitung:
Beuge nun das rechte Bein, stütze Dich mit den Händen an Deinem rechten Oberschenkel ab und achte dabei auf einen gestreckten Rücken (1).
Schließe mit einem schwungvollen Armkreis nach links Deine Beine mittig (2) und öffne fließend auf die andere Seite (3).

2–3 Minuten inklusive Seitenwechsel.

7.4.4 Seitausfallschritt mit dem Redondo® Ball

Das wird bewirkt

- Kräftigung des Herz-Kreislauf-Systems
- Anregung der Fettverbrennung
- Koordination und Ganzkörperaufspannung

So wird es gemacht

Rückbildung

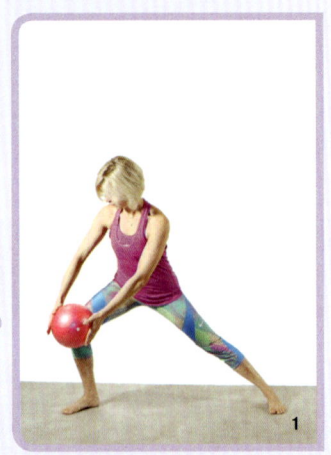 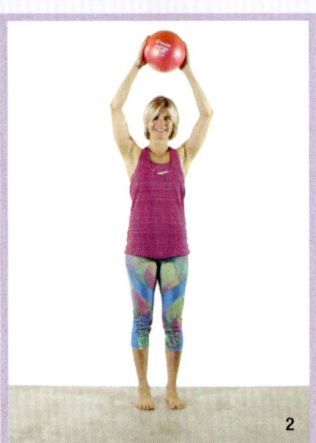 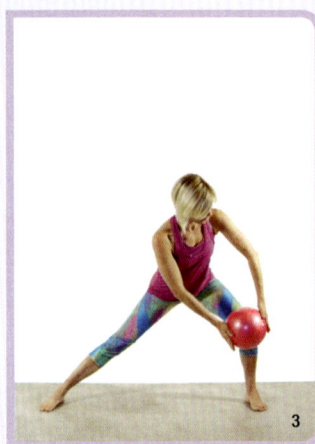

1   2   3

Ausgangsposition:
Öffne die Beine in eine breite Ausgangsposition.
Der Redondo® Ball liegt zwischen Deinen Händen.

Anleitung:
Pendel zu Deiner rechten Seite und rotiere mit beiden Armen und dem Oberkörper Deinem rechten Knie entgegen (1).
Schließe mittig die Beine und strecke die Arme himmelwärts.
Nimm die Aufrichtung wahr und verstärke sie (2), bevor Du zu Deiner linken Seite pendelst und mit den Armen und dem Oberkörper Deinem linken Knie entgegen rotierst (3).

2–3 Minuten inklusive Seitenwechsel.

7.4.5 Pop Squat

Das wird bewirkt

- Kräftigung des Herz-Kreislauf-Systems
- Anregung der Fettverbrennung
- Steigerung der Stabilisationsfähigkeit
- Reaktive Beckenbodenspannung

So wird es gemacht

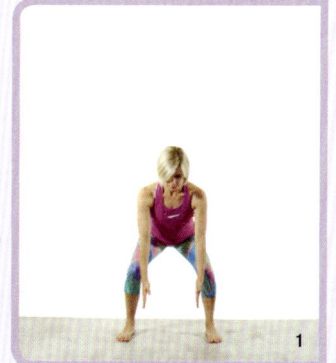

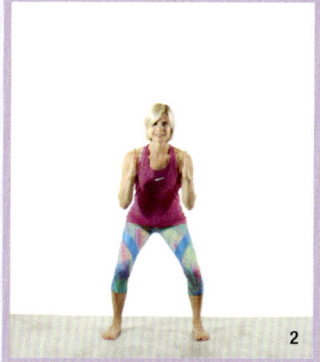

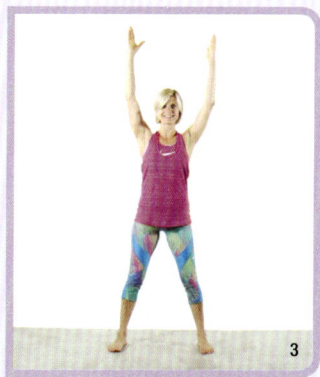

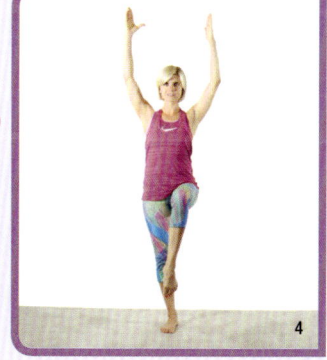

Ausgangsposition:

Schulterbreiter Stand, die Wirbelsäule ist in ihrer Länge aufgespannt.

Anleitung:

Beine und Hüften werden gebeugt, sodass mit gestrecktem Rücken und langen Armen die Fingerspitzen Richtung Boden geführt werden können (1). Gehe nur so tief, wie Du Deinen Rücken gestreckt halten kannst! Richte Dich nun auf (2), indem Du Deine Arme eng am Oberkörper Richtung Himmel führst (3). Diese Ganzkörperstreckung nutze um Dein Muskelkorsett zu schnüren und Spannung in Deinem ganzen Körper zu spüren. Lasse einen Bewegungsfluss entstehen!

Nach der Rückbildung:

Nach ein paar Wiederholungen hebe während der Ganzkörperstreckung im Wechsel ein Knie an und nehme die Muskelarbeit in der Tiefe Deines Rumpfes wahr (4).

2–3 Minuten inklusive Seitenwechsel.

Rückbildung

nach der Rückbildung

7.4.6 Knee Up

Das wird bewirkt

- Kräftigung des Herz-Kreislauf-Systems
- Anregung der Fettverbrennung
- Mobilisation der Hüftgelenke

So wird es gemacht

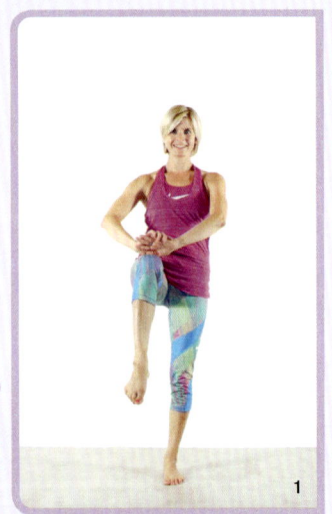 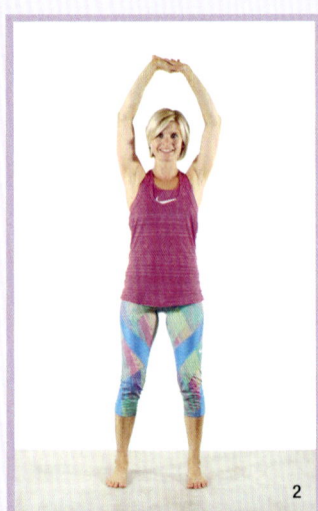 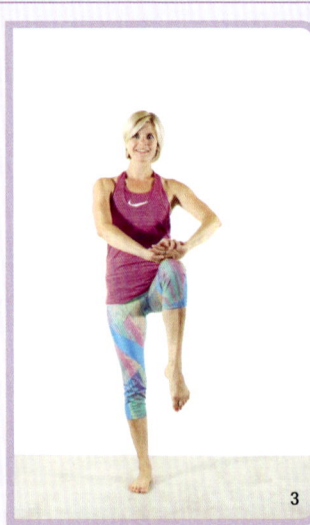

Ausgangsposition:

Schulterbreiter Stand, beide Arme sind Richtung Himmel gestreckt.

Anleitung:

Hebe nun Dein rechtes Knie nach vorne oben an (1) , achte dabei auf Die Länge Deiner Wirbelsäule. Bevor Du Dein linkes Knie anhebst (3), strecke Deinen Körper Richtung Himmel und spüre Deine Aufspannung (2)!

2–3 Minuten inklusive Seitenwechsel.

7.4.7 Planke – Streck Dich!

Das wird bewirkt

- Kräftigung des Herz-Kreislauf-Systems
- Anregung der Fettverbrennung
- Steigerung der Stabilisationsfähigkeit
- Kräftigung und Vernetzung der Bauch-, Beckenboden- und Rückenmuskulatur

So wird es gemacht

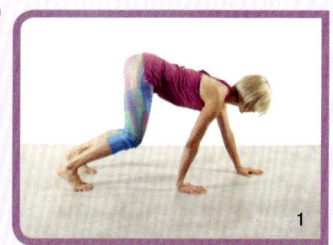
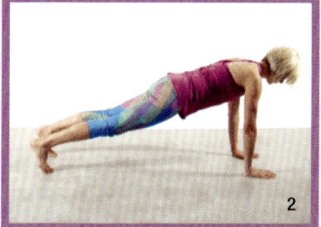
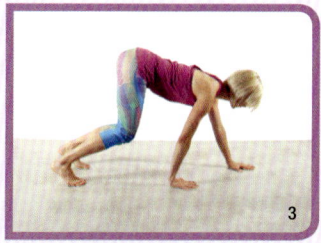

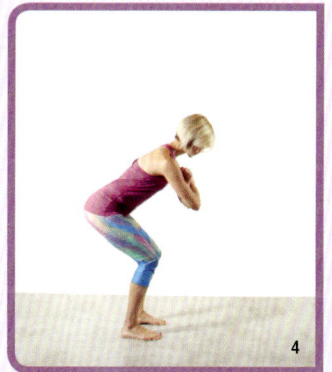
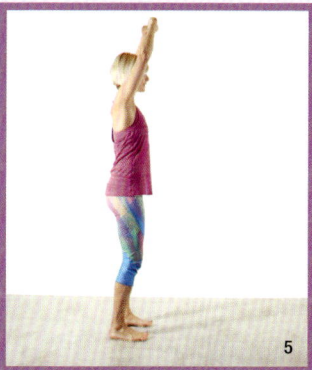

Ausgangsposition:
Schulterbreiter Stand, Die Beine sind stark gebeugt, die Hände berühren vor den Beinen den Boden, die Wirbelsäule ist in ihrer Länge aufgespannt.

Anleitung:
Krabbel mit den Händen nach vorne (1), bis Du im großen Ganzkörperstütz, der Planke, angekommen bist (2). Dort beginne Dich kraftvoll vom Boden wegzuschieben und Dein Muskelkorsett zu schnüren. Verweile hier max. 5 Sekunden, krabbel mit den Händen wieder zu Deinen stark gebeugten Beinen zurück (3) und richte Dich auf den Oberschenkeln abstützend in eine Rumpfvorwärtsbeuge auf.

Die Arme sind hier vor der Brust verschränkt (4). Aus dieser Beugeposition beginne Deinen Körper komplett zu strecken, schiebe Deine Arme über außen über Kopf und verlängere Deine Wirbelsäule (5). Wiederhole die Beuge- und Streckposition 4 mal, bevor Du erneut nach vorne in die Planke krabbelst.

2–3 Minuten inklusive Seitenwechsel.

nach der Rückbildung

7.4.8 Mami Burpee

Das wird bewirkt

- Kräftigung des Herz-Kreislauf-Systems
- Anregung der Fettverbrennung
- Steigerung der Stabilisationsfähigkeit
- Kräftigung und Vernetzung der Bauch-, Beckenboden- und Rückenmuskulatur

So wird es gemacht

Ausgangsposition:
Hüftschmaler Stand, die Wirbelsäule ist in ihrer Länge aufgespannt.

Anleitung:
Strecke im Stand Deine Arme himmelwärts (1), um dann abgestützt Deinen Rumpf nach vorne unten zu beugen(2), achte auf einen langen Rücken!
Strecke Dich erneut (3) und führe die Rumpfbeugung nun so weit aus, dass Deine Hände den Boden berühren (4).
Beuge Deine Knie dabei stark an, dann wird es Dir leichter fallen. Gehe nun mit Deinem rechten Bein einen großen Schritt zurück (5), Dein linkes Bein folgt (6). Du bist nun im Ganzkörperstütz. Nutze diese kraftvolle Position und aktiviere Dein Muskelkorsett, halte den Stütz ca. 3–5 Sekunden.
Hole Dein rechtes Bein zu Deinen Händen nach vorne (7), Dein linkes Bein ebenso (8) und richte Deinen Rumpf mit gestreckter Wirbelsäule auf (9).

2–3 Minuten inklusive Seitenwechsel.

7.4.8 Mami Burpee

nach der Rückbildung

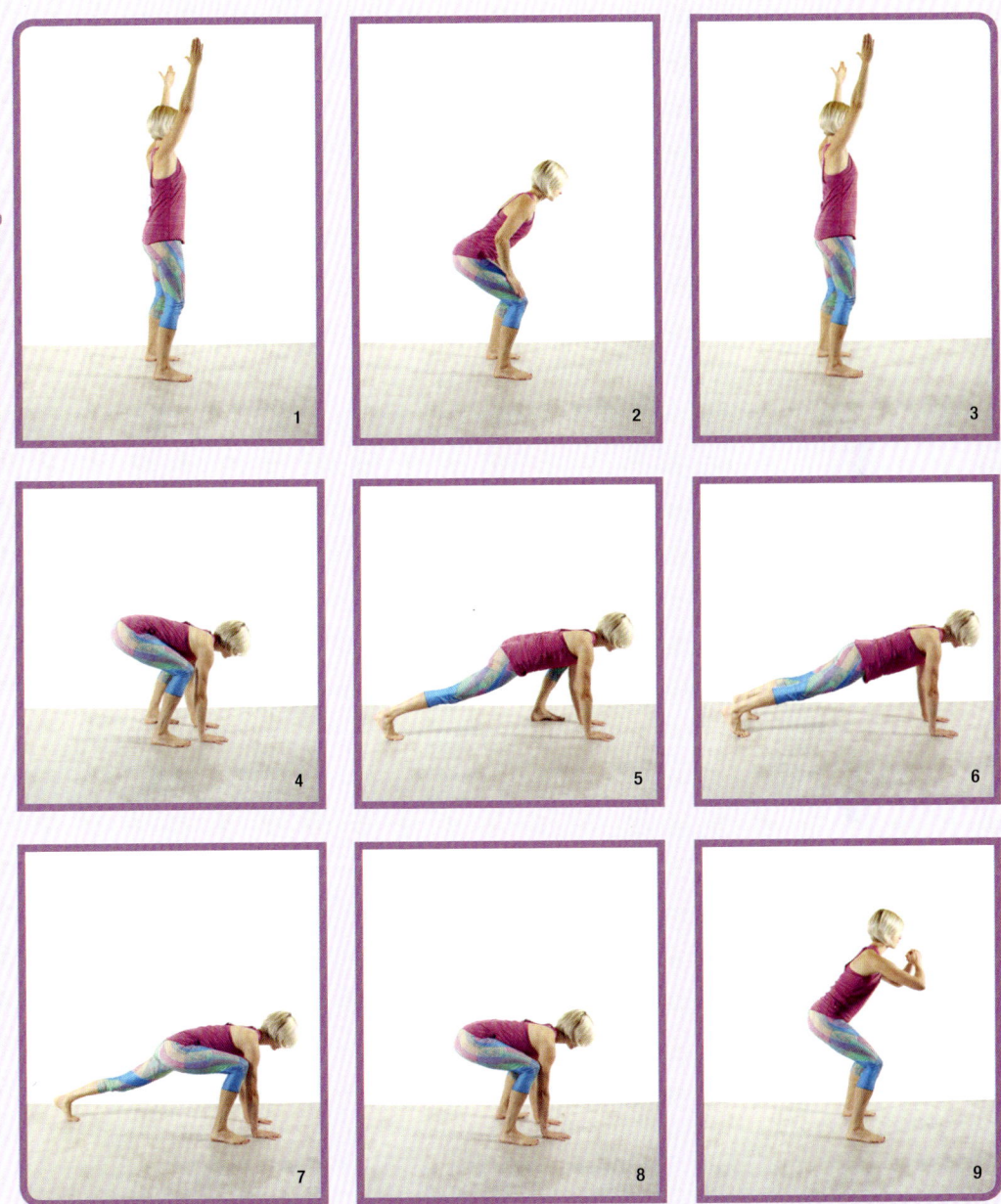

7.4.9 Jumpies

Das wird bewirkt

- Kräftigung des Herz-Kreislauf-Systems
- Anregung der Fettverbrennung
- Trainingsreiz für die FT-Fasern (Fast Twitch Fasern) des Beckenbodens

So wird es gemacht

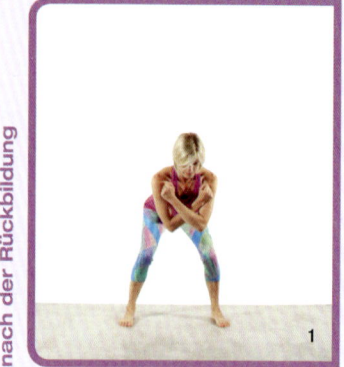 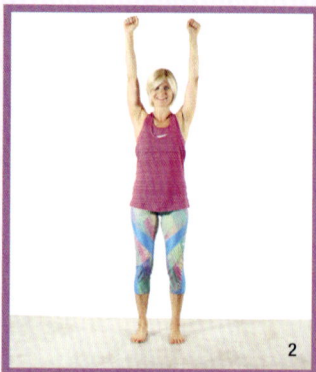 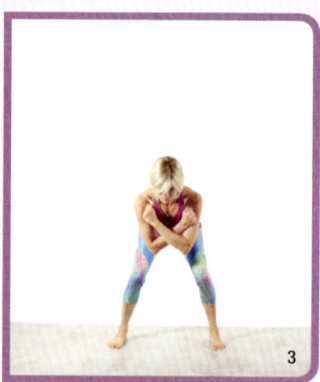

nach der Rückbildung

Ausgangsposition:
Schulterbreiter Stand, Hände sind vor dem Oberkörper gekreuzt.

Anleitung:
Zuerst aktiviere das Muskelkorsett. Beuge beide Beine und neige den gestreckten Oberkörper nach vorne unten (1). Richte Dich mit geradem Oberkörper auf, schließe die Beine hüftschmal und strecke Deine Arme himmelwärts, verlängere dabei Deine Körperlängsachse und lenke einen Aktivierungsimpuls zu Deinem Beckenboden (2). Nun öffne Dein rechtes Bein nach rechts für eine erneute Kniebeuge (3), komm in die kraftvolle Streckung und öffne anschließend Dein linkes Bein nach links für die Kniebeuge. So entsteht eine dynamische Abfolge an wechselseitigen Kniebeugen.

Traue Dich!
Das Schließen der Beine in die Mitte kannst Du nach einigen Wiederholungen variieren: Versuche die Beine mittig über kleine, dumpfe Sprünge zu schließen, wobei Deine Fußspitzen immer den Boden berühren. Es ist vielmehr ein „Herabsacken" der Fersen, welche eine Erschütterung und somit eine Aktivierung der „schnell-zuckenden" Fasern des Beckenbodens provozieren. Je sicherer Du Dich dabei fühlst, desto mehr traue Dich und löse eine oder zwei Fußspitzen bei Deinem Sprung vom Boden ab.

2–3 Minuten inklusive Seitenwechsel.

7.4.10 Schritt zurück mit dem Redondo® Ball

Das wird bewirkt

- Kräftigung des Herz-Kreislauf-Systems
- Anregung der Fettverbrennung
- Schulung der Koordination

So wird es gemacht

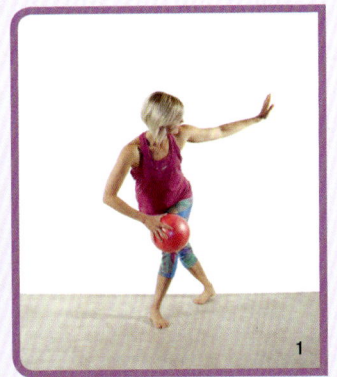

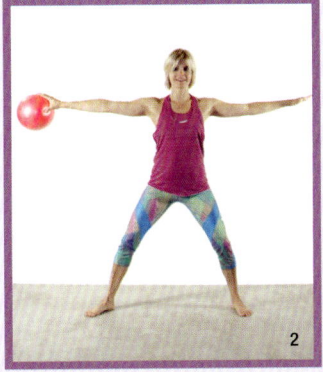

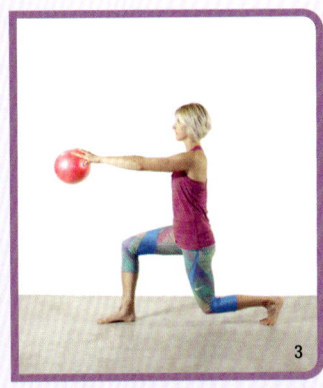

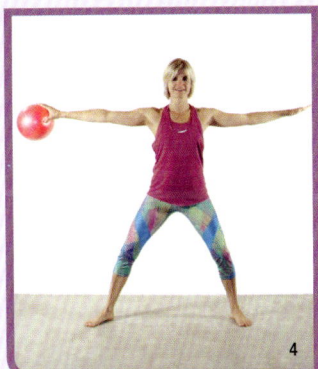

Ausgangsposition:
Breiter Stand, die Wirbelsäule ist in ihrer Länge aufgespannt. Die Arme sind nach rechts und links ausgestreckt, der Redondo® Ball ist in der rechten Hand.

Anleitung:
Kreuze mit dem rechten Bein das linke Bein, stütze Dich mit der rechten Hand am linken Knie ab (1).
Öffne Deine Beine in eine breite Position, strecke die Arme seitlich von Dir und nutze den Moment um den Oberkörper in seiner Länge aufzurichten (2).
Setze nun die linke Fußspitze am Boden auf, um den ganzen Körper nach rechts zu rotieren, beuge zeitgleich beide Beine, Dein hinteres Knie bleibt dabei in der Luft. Strecke die Arme von Dir, halte den Rücken aufrecht und spüre die Kraft in den Beinen (3). Rotiere in den geöffneten Stand zurück (4) und starte den Bewegungsablauf erneut.

2–3 Minuten inklusive Seitenwechsel.

nach der Rückbildung

7.5 Kräftigungsübungen

Das A und O der Kräftigungsübungen sind die aufrechte Körperhaltung und die Aktivierung des Muskelkorsetts (vgl. Seite 67). Nur so hat der Beckenboden die optimalen Voraussetzungen, um überhaupt aktivieren zu können. Denk daran: Beckenbodentraining ist Haltungstraining!

Kräftigungsübungen verleiten sehr oft, viel zu viel Kraft in die Beckenbodenmuskulatur zu lenken als benötigt. Zahlreiche Untersuchungen mit einem Ultraschallgerät konnten belegen, dass eine zu kräftige Anspannung der Beckenbodenmuskulatur die Organe eher nach unten schiebt und der Beckenboden sich senkt anstatt sich zu heben. 25 Prozent der maximalen Kontraktionsfähigkeit sind absolut ausreichend, damit er effektiv stabilisierend wirken kann.

Grundsätzlich sollte keine Übung schmerzhaft sein! Trainiere also nur, wenn es Dir angenehm und richtig erscheint. Falls Du wegen Beckenboden- oder Unterleibproblemen in Behandlung bist, kläre zuvor mit Deinem Arzt, Physiotherapeut oder Deiner Hebamme ab, ob Du trainieren kannst.

7.5.1.1 Ausfallschritt in die Balance

Das wird bewirkt

- Kräftigung des m. erector spinae, Oberschenkelrückseiten
- Koordination und Ganzkörperaufspannung
- Stabilisierung des Beckens
- Reaktive Beckenbodenspannung
- Vernetzung der hinteren Oberschenkelmuskulatur mit der Beckenboden- und Rückenmuskulatur

So wird es gemacht

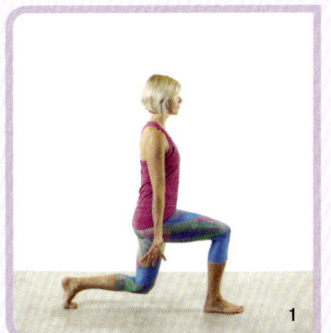
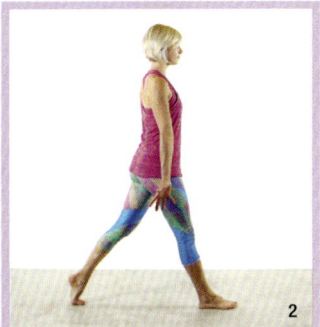
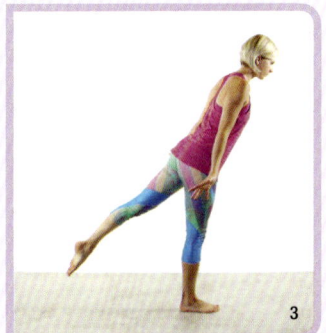

Ausgangsposition:
Komme in eine Schrittposition, das hintere Bein berührt mit der Fußspitze den Boden, die Wirbelsäule ist in ihrer Länge aufgespannt.

Anleitung:
Einatmend: Beuge beide Beine, wobei das hintere Knie knapp über dem Boden schwebt, der Oberkörper bleibt aufrecht (1).
Ausatmend: Strecke die Beine, nehme die Länge der Wirbelsäule wahr und schnüre das Muskelkorsett (2).
Nach einigen Wiederholungen verlässt das hintere Bein den Boden und zwingt den Körper in einer kleinen Standwaage zum „Balancieren" (3).
Die Spannung wird ca. 5 Sekunden gehalten.

Nach der Rückbildung:
In der Balance strecke beide Arme über den Kopf (4).

10 Wiederholungen.

7.5.1.2 Beckenlift

Das wird bewirkt

- Kräftigung des Rumpfes
- Koordination und Ganzkörperaufspannung
- Stabilisierung des Beckens
- Aktivierung der Beckenbodenmuskulatur
- Vernetzung der Hüft-, Beckenboden-, Rücken-, Bauch- und Beinmuskulatur

So wird es gemacht

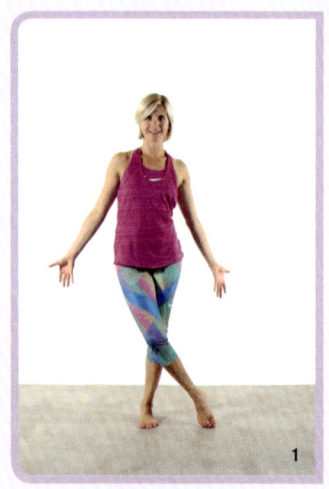

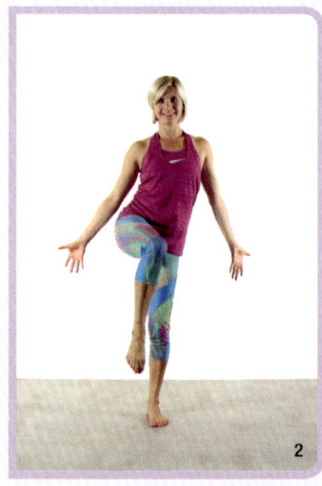

Rückbildung

Ausgangsposition:
Stelle Dich mit hüftschmal geöffneten Beinen auf den Boden, die Wirbelsäule ist in ihrer Länge aufgespannt. Die Arme sind ausrotiert neben dem Rumpf.

Anleitung:
Einatmend: Hebe Dein rechtes Bein angewinkelt nach vorne oben an, fokussiere Dein rechtes Becken und lasse es absinken, indem sich Deine rechte Taille (Abstand zwischen rechtem Becken und rechter unterer Rippe) vergrößert (1).
Ausatmend: Beginne zuerst Deinen Körper zu strecken, Dich vom Boden weg zu drücken, bevor Du Dein rechtes Becken kraftvoll anhebst und die Taille verkleinerst (2).

8 fließende Wiederholungen, dann Seitenwechsel.

nach der Rückbildung

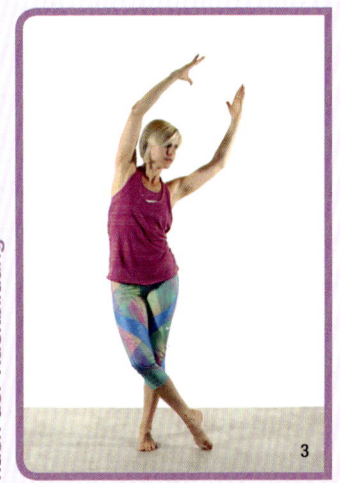
3

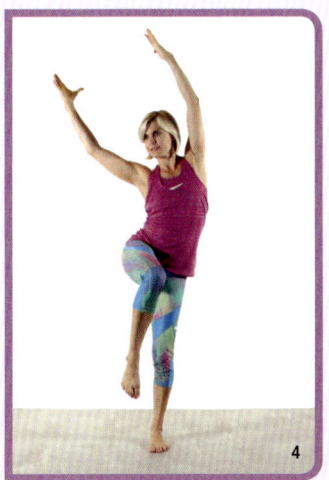
4

Nach der Rückbildung:

Einatmend: Hebe Dein rechtes Bein angewinkelt nach vorne oben an, hebe beide Arme über Kopf und fokussiere Dein rechtes Becken. Lasse es absinken, indem sich Deine rechte Taille (Abstand zwischen rechtem Becken und rechter unterer Rippe) vergrößert. Die Arme schieben nach links und helfen, Deine Taille noch mehr zu öffnen (3).

Ausatmend: Beginne zuerst Deinen Körper zu strecken, Dich vom Boden weg zu drücken, bevor Du Dein rechtes Becken kraftvoll anhebst und die Taille verkleinerst. Die Arme schieben nach rechts und unterstützen die Enge (4).

8 fließende Wiederholungen, dann Seitenwechsel.

7.5.1.3 Beinkombination

Das wird bewirkt

- Kräftigung der Oberschenkelvorder-/Oberschenkelaußenseite, des Gesäßes und des unteren Rückens
- Vernetzung der Bein- mit der Rücken- und Beckenbodenmuskulatur
- Reaktive Beckenbodenspannung

So wird es gemacht

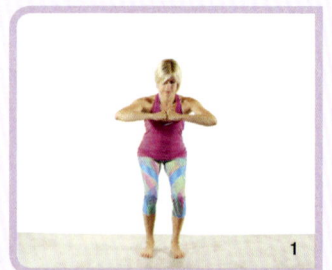 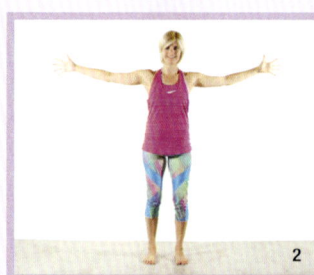 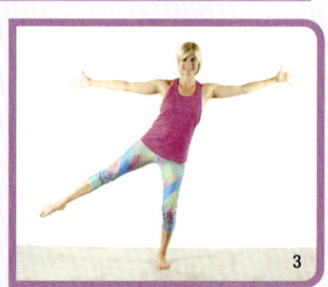

Ausgangsposition:
Stelle Dich mit hüftschmal geöffneten Beinen auf den Boden, die Wirbelsäule ist in ihrer Länge aufgespannt.

Anleitung:
Einatmend: Beuge in Deinen Hüftgelenken und senke den Oberkörper leicht nach vorne unten in einen Squat ab. Deine Fäuste berühren sich auf Brusthöhe, Deine Wirbelsäule bleibt gestreckt. Nehme Deine Sitzbeinhöcker wahr, welche sich sanft voneinander entfernen, Dein Beckenboden sich weitet (1). Ausatmend: Beginne Dich mit den drei Punkten Deiner Füße vom Boden weg zu schieben, öffne aufrichtend Deine Arme nach rechts und links außen. Du spürst dabei, wie sich die Sitzbeinhöcker annähern, der Beckenboden sich anspannen möchte. Unterstütze ihn und aktiviere ihn bewusst mit jeder Aufrichtung (2).

Nach der Rückbildung:
Einatmend: Beuge in Deinen Hüftgelenken und senke den Oberkörper leicht nach vorne unten in einen Squat ab. Deine Fäuste berühren sich auf Brusthöhe, Deine Wirbelsäule bleibt gestreckt. Nehme Deine Sitzbeinhöcker wahr, welche sich sanft voneinander entfernen, Dein Beckenboden sich weitet (1). Ausatmend: Beginne Dich mit den drei Punkten Deiner Füße vom Boden weg zu schieben, öffne aufrichtend Deine Arme nach rechts und links außen und löse Dein rechtes gestreckte Bein vom Boden. Hebe es kraftvoll über die Seite nach oben an.

12 Wiederholungen.

Rückbildung

nach der Rückbildung

7.5.1.4 Schöne Rückseite

Das wird bewirkt

- Kräftigung der Beinrückseiten, des Gesäßes und des unteren Rückens
- Grundspannung des Oberkörpers
- Vernetzung der Bein- mit der Beckenbodenmuskulatur

So wird es gemacht

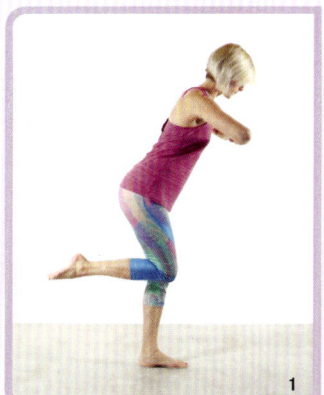
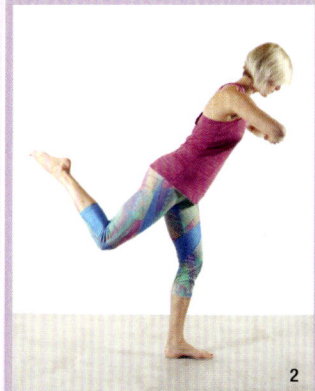
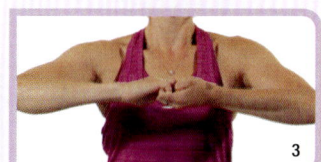

Ausgangsposition:
Du stehst auf dem linken Bein, das rechte Bein ist im Kniegelenk nach hinten angewinkelt.
Deine Finger sind ineinander verhakt (3) und die Ellbogen auf Schulterhöhe ausgerichtet.
Aktiviere bereits jetzt Dein Muskelkorsett, ziehe Deine Ellbogen sanft nach rechts und links außen
und führe Deine Schulterblätter zueinander, ohne die Länge der Wirbelsäule zu verlieren.

Anleitung:
Einatmend: Aktiviere Dein Muskelkorsett, überprüfe vorbereitend die Aufspannung Deiner
Wirbelsäule (1).
Ausatmend: Schiebe Dein rechtes angewinkeltes Bein nach hinten oben, ohne dabei in ein
Hohlkreuz zu fallen (2). Einatmend senke Dein Bein.

8–10 Wiederholungen, dann Seitenwechsel.

7.5.1.5 Squat mit dem Redondo® Ball

Das wird bewirkt

- Kräftigung der Oberschenkelvorder-/Oberschenkelaußenseite, des Gesäßes und des unteren Rückens
- Vernetzung der Bein- mit der Rücken- und Beckenbodenmuskulatur
- Reaktive Beckenbodenspannung

So wird es gemacht

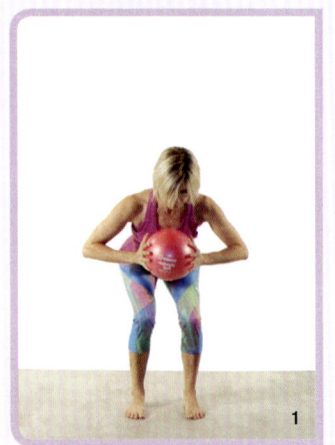

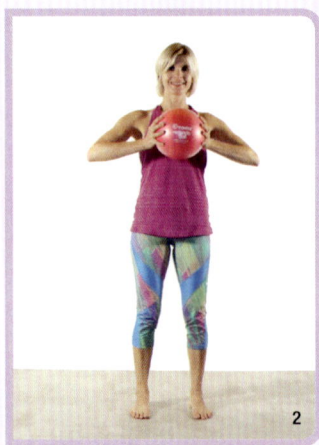

Rückbildung

Ausgangsposition:
Stelle Dich mit hüftschmal geöffneten Beinen auf den Boden, die Wirbelsäule ist in ihrer Länge aufgespannt, der Redondo® Ball liegt zwischen den Händen.

Anleitung:
Einatmend: Beuge in Deinen Hüftgelenken und senke den Oberkörper leicht nach vorne unten in einen Squat ab, Deine Wirbelsäule bleibt gestreckt.
Nehme Deine Sitzbeinhöcker wahr, welche sich sanft voneinander entfernen, Dein Beckenboden sich weitet (1).
Ausatmend: Beginne Dich mit den drei Punkten Deiner Füße vom Boden weg zu schieben, drücke den Ball zwischen Deinen Händen, die Ellbogen bleiben auf Schulterhöhe. Du spürst dabei, wie sich die Sitzbeinhöcker annähern, der Beckenboden sich anspannen möchte. Unterstütze ihn und aktiviere ihn mit jeder Aufrichtung (2).

12 Wiederholungen.

nach der Rückbildung

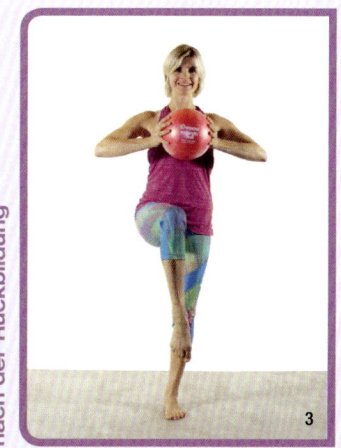

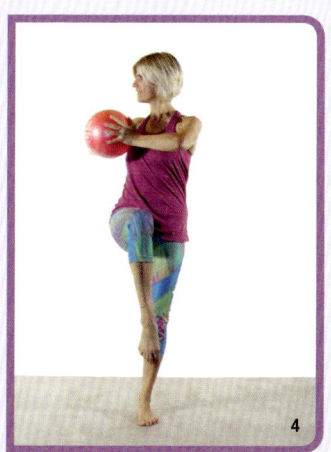

Nach der Rückbildung:

Einatmend: Beuge in Deinen Hüftgelenken und senke den Oberkörper leicht nach vorne unten in einen Squat ab, Deine Wirbelsäule bleibt gestreckt. Nehme Deine Sitzbeinhöcker wahr, welche sich sanft voneinander entfernen, Dein Beckenboden sich weitet (1).

Ausatmend: Beginne Dich mit den drei Punkten Deiner Füße vom Boden weg zu schieben, drücke den Ball zwischen Deinen Händen, die Ellbogen bleiben auf Schulterhöhe. Hebe nun Dein rechtes Knie vom Boden ab (3) und rotiere über die Länge Deiner Wirbelsäule nach rechts (4). Versuche dabei die Spannung Deines Beckenbodens zu halten.

8 Wiederholungen.

7.5.1.6 Squat für die Innenseiten

Das wird bewirkt

- Kräftigung der Beininnenseiten
- Vernetzung der Bein- mit der Beckenbodenmuskulatur
- Aufspannung der Körperlängsachse

So wird es gemacht

Rückbildung

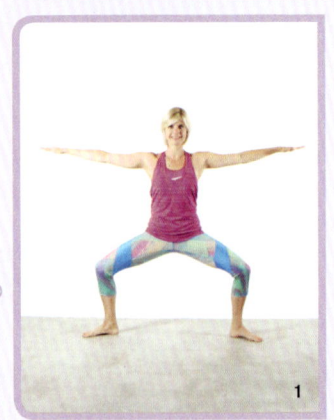

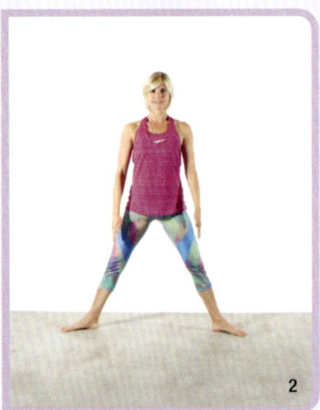

Ausgangsposition:
Du stehst in einem breiten Stand, die Arme hängen neben dem Oberkörper und die Wirbelsäule ist in ihrer Länge aufgespannt.

Anleitung:
Einatmend: Beuge nun Deine Beine, indem die Knie jeweils nach rechts und links außen zeigen, Deine Knie jedoch hinter den Fußspitzen bleiben. Mit dem Tiefgehen strecke die Arme nach rechts und links von Dir weg, spüre das Gefühl der Länge Deiner Arme, tiefe Schultern, einen langen Nacken und eine aufgerichtete Wirbelsäule. Nehme Deine Sitzbeinhöcker wahr, welche sich sanft voneinander entfernen, Dein Beckenboden sich weitet (1).
Ausatmend: Mit dem Strecken der Beine beginne beide Fersen zueinander zu ziehen, ohne jedoch eine Bewegung auszuführen (2). Dabei nimm die Kraft Deiner Oberschenkelinnenseiten wahr und aktiviere zeitgleich Deinen Beckenboden. Nimm Dir sowohl für das Tiefgehen, als auch für die kraftvolle Aufrichtung 5 Sekunden Zeit und lasse einen dynamischen Bewegungsablauf entstehen.

10 Wiederholungen.

7.5.1.7 Starker Rücken

Das wird bewirkt

- Kräftigung des m. erector spinae
- Koordination und Diagonalaufspannung
- Mobilisation der Wirbelsäule
- Vernetzung der hinteren Oberschenkelmuskulatur mit der Beckenboden- und Rückenmuskulatur

So wird es gemacht

Ausgangsposition:
Komme in einen schulterbreiten Stand, die Hände sind auf den Oberschenkeln abgestützt, der Oberkörper nach vorne geneigt, die Beine leicht gebeugt und die Wirbelsäule ist in ihrer Länge aufgespannt.

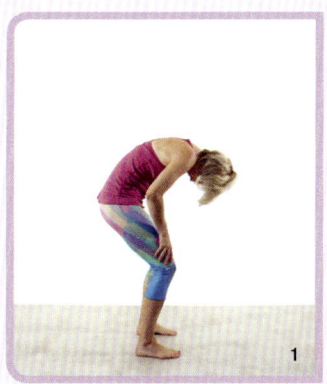
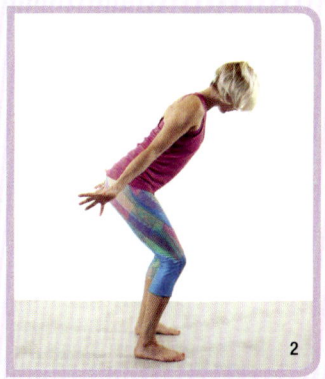

Anleitung:
Abgestützt rolle den Rücken ein, das Kinn zieht dabei sanft Richtung Brust, die Atmung fließt (1). Mit einer Ausatmung schiebe die drei Punkte Deiner Füße in den Boden, spanne dabei die Wirbelsäule in ihrer Länge auf, wobei Du die Arme rechts und links neben den Oberkörper nach hinten streckst. Aktiviere den Beckenboden und nehme die Krafteinheit „Beine-Beckenboden-Rumpf" wahr (2).

10 Wiederholungen.

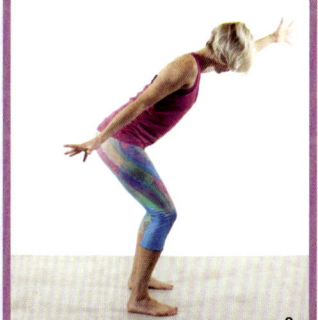

Nach der Rückbildung:
Abgestützt rolle den Rücken ein, das Kinn zieht dabei sanft Richtung Brust, die Atmung fließt (1). Mit einer Ausatmung schiebe die drei Punkte Deiner Füße in den Boden, spanne dabei die Wirbelsäule in ihrer Länge auf und schiebe den rechten Arm nach hinten, den linken über Kopf.
Aktiviere den Beckenboden und nehme die Krafteinheit „Beine-Beckenboden-Rumpf" wahr (3).

8 Wiederholungen auf jeder Seite.

7.5.1.8 Stufenhaltung mit dem Redondo® Ball

Das wird bewirkt

- Kräftigung der Beinmuskulatur und des Gesäßes
- Aktivierung der FT-Fasern (Fast Twitch Fasern) der Beckenbodenmuskulatur
- Koordination und Ganzkörperaufspannung
- Stabilisierung des Beckens

So wird es gemacht

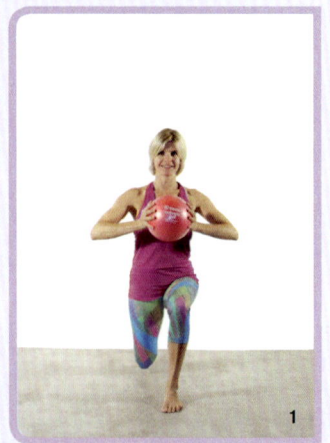
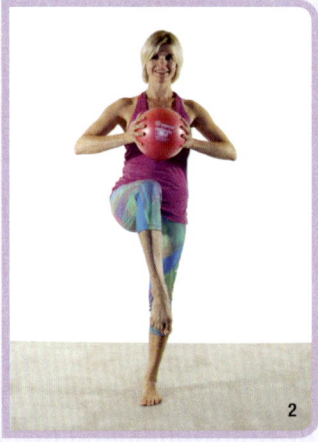

Ausgangsposition:
Komme in eine Schrittposition, das hintere Bein berührt mit der Fußspitze den Boden, die Wirbelsäule ist in ihrer Länge aufgespannt, der Redondo® Ball liegt vor der Brust zwischen Deinen Händen.

Anleitung:
Einatmend: Beuge beide Beine, wobei das hintere Knie knapp über dem Boden schwebt, der Oberkörper bleibt aufrecht (1).
Zügige, kraftvolle, schnelle Ausatmung: Drücke den Ball sanft zusammen und hebe Dein hinteres Knie zügig nach vorne oben an. Ohne dabei die Länge Deiner Wirbelsäule zu verlieren, aktiviere zeitgleich Deinen Beckenboden (2).

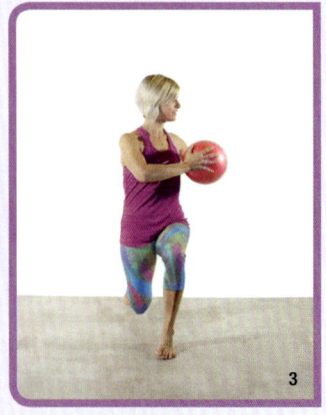

Nach der Rückbildung:
Einatmend: Beuge beide Beine, wobei das hintere Knie knapp über dem Boden schwebt, der Oberkörper bleibt aufrecht und rotiert dem vorderen Knie entgegen (3).
Zügige, kraftvolle, schnelle Ausatmung: Drücke den Ball sanft zusammen und hebe Dein hinteres Knie zügig nach vorne oben an. Ohne dabei die Länge Deiner Wirbelsäule zu verlieren, aktiviere zeitgleich Deinen Beckenboden (2).

10 Wiederholungen, dann Seitenwechsel.

7.5.2.1 Kleiner Stütz

Das wird bewirkt

- Kräftigung der Rumpfmuskulatur
- Kräftigung der Schulter- und Armmuskulatur
- Vernetzung der Becken-, Beckenboden-, Rücken-, Bauch- und Beinmuskulatur

So wird es gemacht

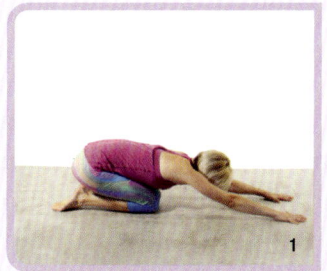 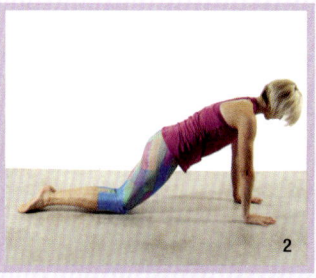 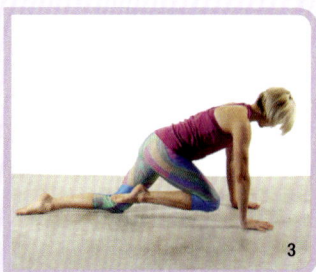

Ausgangsposition:
Komme in den Vierfüßlerstand, die Wirbelsäule ist in ihrer Länge aufgespannt.

Anleitung:
Einatmend: Schiebe Dich zurück in den Fersensitz und strecke dabei die Arme so weit wie möglich nach vorne. Nehme wahr, wie sich die Sitzbeinhöcker voneinander entfernen, sich Dein Beckenboden weitet (1).
Ausatmend: Drücke beide Füße und Hände in den Boden, aktiviere Dein Muskelkorsett und verlagere Deinen Oberkörper so weit nach vorne, dass die Schultern über den Händen stehen. Die Sitzbeinhöcker stehen sich wieder näher und unterstützen die Aktivität des Beckenbodens (2). Spüre die Kraft im „kleinen Stütz" in der Rumpfvorderseite.

10 Wiederholungen.

Variation:
Mit der Ausatmung schiebe nicht nur den Oberkörper nach vorne in den kleinen Stütz sondern zeitgleich das rechte angewinkelte Bein zu den Händen – als ob der rechte Unterschenkel parallel über dem Boden schwebt (3).

Jede Seite 6–8 Wiederholungen.

7.5.2.2 Ganzkörperstütz

Das wird bewirkt

- Kräftigung der Rumpfmuskulatur
- Kräftigung der Beckenbodenmuskulatur
- Stabilisation der Lendenwirbelsäule

So wird es gemacht

nach der Rückbildung

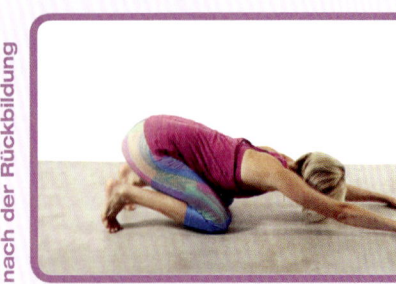
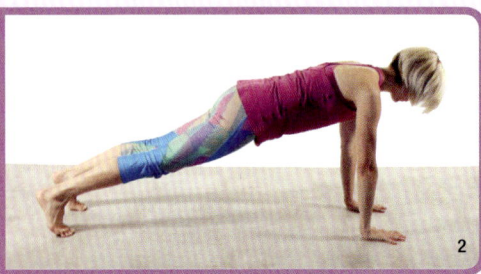

Ausgangsposition:
Komme in den Vierfüßlerstand, dabei öffne die Knie unter den Hüftgelenken schulterbreit, platziere die Hände gefächert unter den Schultergelenken. Die Füße sind aufgestellt und die Wirbelsäule ist in ihrer Länge aufgespannt.

Anleitung:
Einatmend: Schiebe Dich zurück in den Fersensitz, entferne die Hände so weit wie möglich nach vorne, als ob Du Dich maximal strecken würdest. Nehme Deine Sitzbeinhöcker wahr, welche sich voneinander entfernen und Deinen Beckenboden weiten (1).
Ausatmend: Schnüre Dein Muskelkorsett und beginne Dich nach vorne in den Ganzkörperstütz zu schieben. Deine Sitzbeinhöcker nähern sich in dieser Position wieder an und unterstützen die Beckenbodenaktivität. (2).

8 Wiederholungen.

7.5.2.3 Knieschweben auf dem Redondo® Ball

Das wird bewirkt

- Kräftigung des Rumpfes
- Reaktive Beckenbodenspannung
- Stabilisation der Lendenwirbelsäule

So wird es gemacht

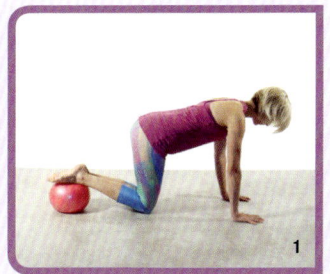
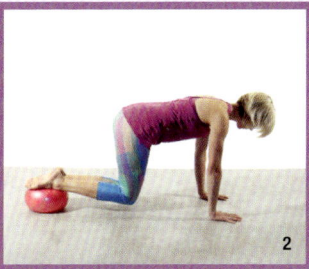
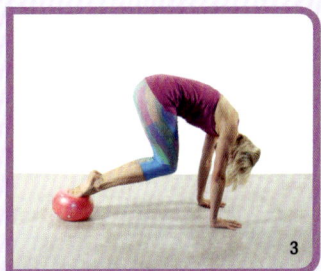

Ausgangsposition:
Komme in den Vierfüßlerstand, dabei platziere die Knie unter den Hüftgelenken, die Hände ge-fächert unter den Schultergelenken, die Füße sind auf dem Ball abgelegt. Die Wirbelsäule ist in ihrer Länge aufgespannt.

Anleitung:
Einatmend: Aktiviere vorbereitend Dein Muskelkorsett, drücke die Hände in den Boden, die Füße in den Ball und spüre die Grundspannung der Körpervorderseite (1).
Ausatmend: Hebe Deine Knie 10 Zentimeter vom Boden ab und halte diese Anspannung 5 Sekun-den (2).

Nach der Rückbildung:
Ausatmend: Hebe Deine Knie ca. 10 Zentimeter vom Boden ab und beginne den Ball nach vorne zu bewegen, indem Du die Wirbelsäule einrollst. Die Arme schieben Dich kräftig vom Boden weg (3).

8 Wiederholungen.

7.5.2.4 Knie Twist

Das wird bewirkt

- Kräftigung und Vernetzung der Beckenboden- und Bauchmuskulatur
- Stabilisation der Lendenwirbelsäule

So wird es gemacht

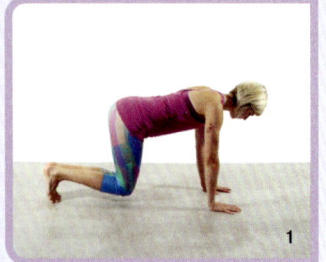

Ausgangsposition:
Komme in den Vierfüßlerstand, dabei platziere die Knie unter den Hüftgelenken, die Hände gefächert unter den Schultergelenken, die Fußspitzen sind auf dem Boden aufgestellt. Die Wirbelsäule ist in ihrer Länge aufgespannt.

Anleitung:
Einatmend: Aktiviere vorbereitend Dein Muskelkorsett, drücke Deine Hände und Füße sanft in den Boden und spüre die Grundspannung der Körpervorderseite.
Ausatmend: Hebe Deine Knie 10 Zentimeter vom Boden ab und halte diese Anspannung 5 Sekunden (1).

8 Wiederholungen.

Nach der Rückbildung:
Einatmend: Hebe Dein Becken mit gestrecktem Rücken himmelwärts (2).
Ausatmend: Senke Dein Becken ab, indem die Knie nach rechts unten geführt werden (3).
Hebe Dein Becken wieder an und führe die Knie beim nächsten Absenken nach links unten (4).

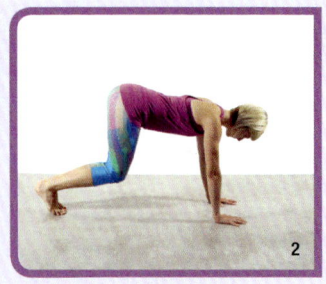
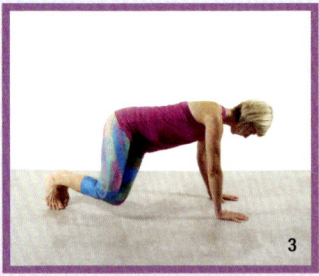
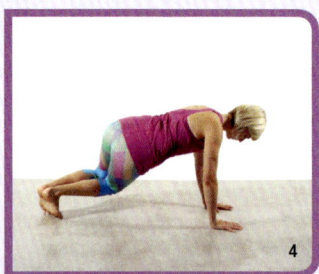

6–8 Wiederholungen pro Seite.

7.5.2.5 Regenbogenbecken

Das wird bewirkt

- Rumpfstabilisation
- Kräftigung der schrägen Bauchmuskulatur
- Vernetzung der Bauch- und Rücken- mit der Beckenbodenmuskulatur

So wird es gemacht

Ausgangsposition:
Komme in den Unterarmstütz, wobei die Knie am Boden und die Ellbogen unter den Schultergelenken platziert sind. Die Wirbelsäule ist in ihrer Länge aufgespannt, das Muskelkorsett ist bereits aktiv.

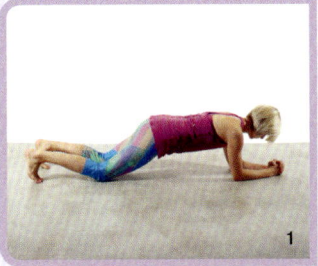
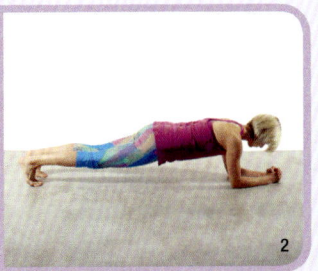

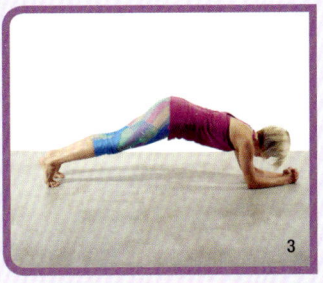
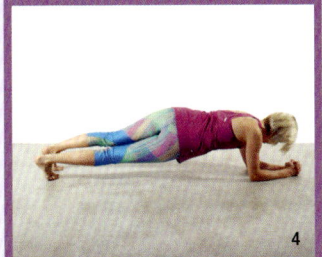
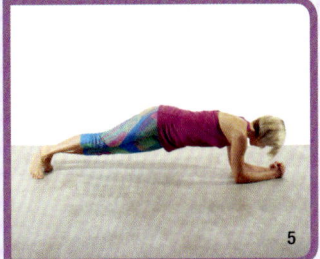

Rückbildung

nach der Rückbildung

Anleitung:
Einatmend: Aktiviere vorbereitend Dein Muskelkorsett (1).
Ausatmend: Hebe die Knie vom Boden ab und spüre die Ganzkörperspannung im Unterarmstütz (2).

Nach der Rückbildung:
Aus der Position des Unterarmstützes beginne Dein Becken Richtung Himmel steigen zu lassen, Deine Wirbelsäule bleibt dabei lang, das Muskelkorsett aktiv (3)! Hebe und senke (2) Dein Becken langsam und kontrolliert im Fluss Deiner Atmung.
Steigerung: Senke Dein rechtes Becken zuerst ab (4), hebe es wieder himmelwärts (3) und lasse anschließend Dein linkes Becken mit dem Absenken beginnen (5). Stelle Dir einen Regenbogen vor, welcher von Deinem Becken gezeichnet wird.

5–8 Wiederholungen.

7.5.2.6 Vierfüßlerschub

Das wird bewirkt

- Kräftigung der Oberkörpervorderseite
- Kräftigung der Schulter- und Armmuskulatur
- Vernetzung der Becken-, Beckenboden-, Rücken-, Bauch- und Beinmuskulatur

So wird es gemacht

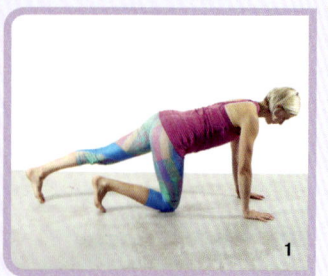 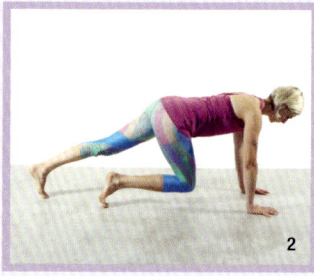 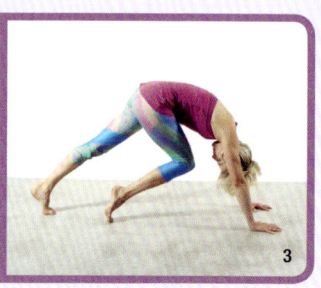

Ausgangsposition:
Komme in den Vierfüßlerstand, die Wirbelsäule ist in ihrer Länge aufgespannt. Strecke Dein linkes Bein nach hinten aus, beide Fußspitzen sind aufgestellt.

Anleitung:
Einatmend: Verlängere bewusst Deine Wirbelsäule (1).
Ausatmend: Drücke beide Füße und beide Hände in den Boden, aktiviere Dein Muskelkorsett und lasse Dein rechtes Knie etwas über dem Boden schweben (2).
Halte diese Kraftposition 5 Sekunden.

10 Wiederholungen, dann Seitenwechsel.

Nach der Rückbildung:
Einatmend: Verlängere Deine Wirbelsäule (1).
Ausatmend: Hebe Dein rechtes Knie vom Boden ab, beginne mit Kraft Deines Bauches Dein Becken Richtung Himmel zu schieben und Deinen Rücken dabei einzurollen (3).
Einatmend: Kehre in die Ausgangsposition zurück.

8 Wiederholungen, dann Seitenwechsel.

7.5.2.7 Push Up – ganz natürlich

Das wird bewirkt

- Kräftigung und Vernetzung der Becken-, Brust- und Rückenmuskulatur
- Kräftigung des Beckenbodens
- Stabilisation der Lendenwirbelsäule

So wird es gemacht

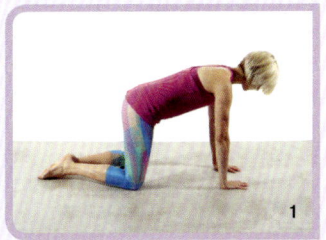
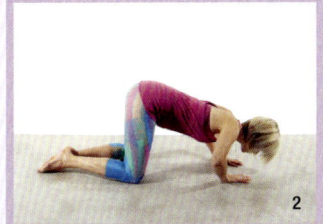
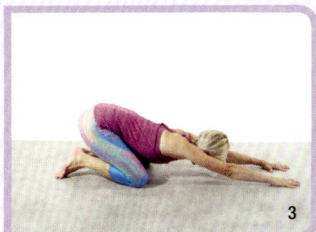

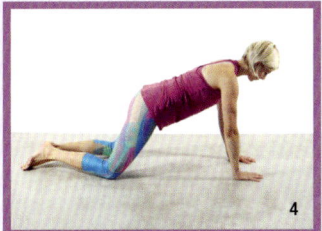
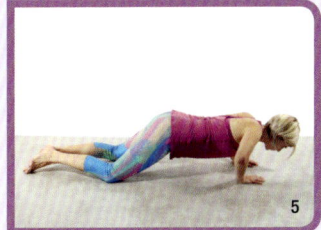

Ausgangsposition:
Komme in den Vierfüßlerstand, dabei öffne die Knie unter den Hüftgelenken schulterbreit, die Fersen berühren sich. Platziere die Hände gefächert unter den Schultergelenken und drehe die Hände etwas nach innen, so dass die Ellbogen nach außen zeigen. Die Wirbelsäule ist in ihrer Länge aufgespannt.

Anleitung:
Aktiviere Dein Muskelkorsett, drücke Deine Fersen sanft zueinander (1) und beginne die Arme zu beugen, um Deine Nasenspitze vor Deinen Händen dem Boden anzunähern (2). Schiebe Dich anschließend auf die Fersen zurück (3), um kurz darauf die Ausgangsposition des Vierfüßlers wieder ein zu nehmen.

8 Wiederholungen.

Nach der Rückbildung: Aus der Grundposition des Vierfüßlers komm mit Deinen Händen nach vorne und verlängere somit den Abstand zwischen Händen und Knie (4). Beuge Deine Arme und führe Deine Nasenspitze vor Deinen Händen Richtung Boden (5). Dabei beuge nur so weit, wie Du die Spannung und Länge in Deinem Rumpf halten kannst.

6–8 Wiederholungen.

Rückbildung

7.5.2.8 Kernkraft für die Rückseiten

Das wird bewirkt

- Kräftigung der Oberschenkelrückseite und des Gesäßes
- Kräftigung der Beckenbodenmuskulatur
- Stabilisation der Lendenwirbelsäule
- Vernetzung der Bein-, Becken- und Beckenbodenmuskulatur

So wird es gemacht

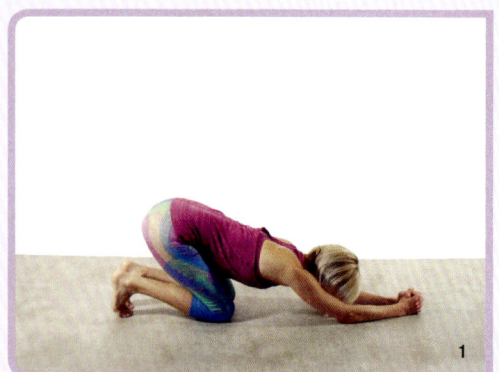 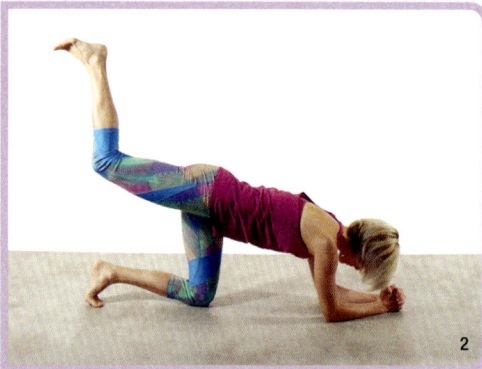

Ausgangsposition:

Komme in den Unterarmstütz, dabei platziere die Knie unter den Hüftgelenken, die Ellbogen unter den Schultergelenken, die Fußspitzen sind auf dem Boden aufgestellt. Die Wirbelsäule ist in ihrer Länge aufgespannt.

Anleitung:

Einatmend: Schiebe Deinen Körper zurück auf die Fersen und spüre, wie sich die Sitzbeinhöcker voneinander entfernen, sich Dein Beckenboden weitet (1).

Ausatmend: Aktiviere Dein Muskelkorsett, verlagere den Oberkörper nach vorne in den Vierfüßler-stand und hebe das rechte angewinkelte Bein nach hinten oben Richtung Himmel an. Der rechte Fuß ist dabei leicht ausrotiert und die Wirbelsäule bleibt in ihrer Länge. Die Sitzbeinhöcker nähern sich an und unterstützen die Aktivität Deines Beckenbodens (2). Spüre, wie sich die Kraft über die Beinrückseite, das Gesäß bis zu Deinem unteren Rücken ausbreitet.

> In dieser „Umkehr-Position" ist der Beckenboden entlastet
> und kann für einige Frauen verbessert wahrgenommen und aktiviert werden!

> **10 Wiederholungen, dann Seitenwechsel.**

7.5.2.9 Innere Hüftkraft mit dem Redondo® Ball

Das wird bewirkt

* Kräftigung der Hüftaußenrotatoren
* Kräftigung der Beckenbodenmuskulatur

So wird es gemacht

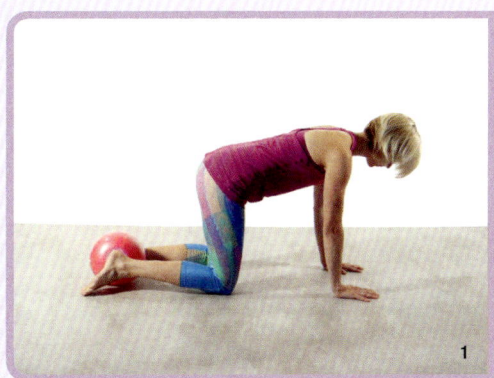
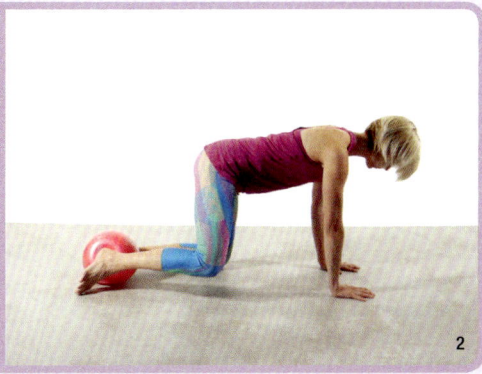

Ausgangsposition:
Komme in den Vierfüßlerstand, dabei platziere die Knie unter den Hüftgelenken, die Hände gefächert unter den Schultergelenken, der Redondo® Ball liegt zwischen den Fersen. Die Wirbelsäule ist in ihrer Länge aufgespannt.

Anleitung:
Einatmend: Aktiviere vorbereitend Dein Muskelkorsett, drücke die Hände in den Boden, die Fersen in den Ball und spüre die Grundspannung der Körpervorderseite (1).
Ausatmend: Hebe Dein rechtes Knie über rechts außen wenig nach oben an, ohne das Becken zu verdrehen und ohne die Spannung auf dem Ball zu verlieren (2). Spüre die innere Kraft der Muskulatur rund um Dein rechtes Becken, halte diese 5 Sekunden (2).

8 Wiederholungen, dann Seitenwechsel.

Rückbildung

7.5.3.1 Kniestand mit dem Redondo® Ball

Das wird bewirkt

- Kräftigung der Bauch- und Rückenmuskulatur
- Vernetzung der Becken-, Beckenboden-, Rücken- und Bauchmuskulatur

So wird es gemacht

Rückbildung

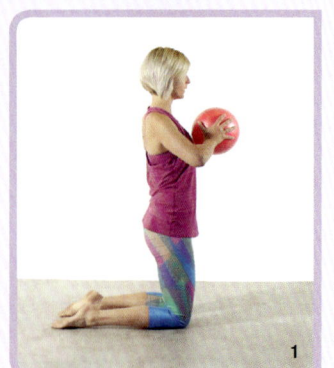
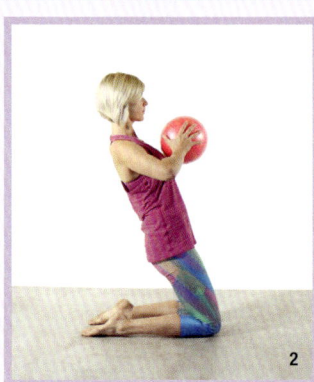
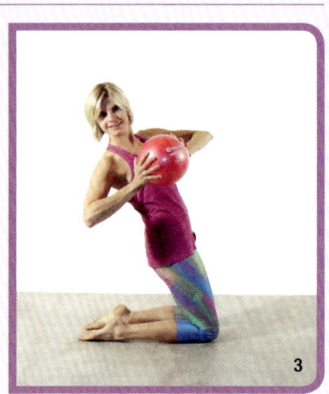

1   2   3

nach der Rückbildung

Ausgangsposition:
Nimm einen Kniestand ein, öffne die Beine hüftschmal und verlängere die Wirbelsäule. Der Redondo® Ball liegt zwischen Deinen Händen.

Anleitung:
Einatmend: Verlängere Deine Wirbelsäule, drücke den Ball vor Deiner Brust zusammen und nähere die Schulterblätter hinten mittig an (1).
Ausatmend: Aktiviere Dein Muskelkorsett und senke den Oberkörper sanft nach hinten ab (2).
Senke nur so weit, wie Du die Länge und Kraft in Deinem Oberkörper halten kannst.

8 Wiederholungen.

Nach der Rückbildung:
Mit der Ausatmung senke den Oberkörper nach hinten ab, indem Du nach rechts rotierst (3). Rotiere im Wechsel der Seiten.

6-8 Wiederholungen.

Kniestand mit dem Redondo® Ball – Variation

Das wird bewirkt

- Kräftigung der Bauch- und Rückenmuskulatur
- Vernetzung der Becken-, Beckenboden-, Rücken- und Bauchmuskulatur

So wird es gemacht

Rückbildung

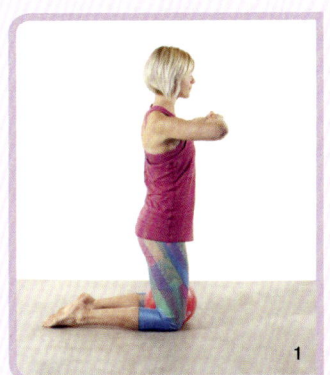
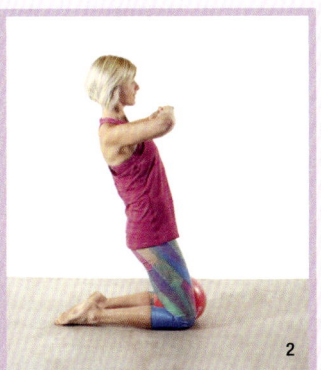
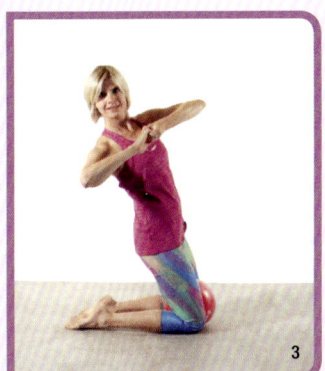

1   2   3

nach der Rückbildung

Ausgangsposition:

Platziere den Ball zwischen den Knien, gib sanften Druck mit den Beininnenseiten auf den Ball. Verhake die Fingerkuppen vor der Brust ineinander, ziehe die Ellbogen nach außen und nähere die Schulterblätter hinten mittig an.

Anleitung:

Einatmend: Verlängere Deine Wirbelsäule (1).
Ausatmend: Aktiviere Dein Muskelkorsett und senke den Oberkörper sanft nach hinten ab (2). Senke nur so weit, wie Du die Länge und Kraft in Deinem Oberkörper halten kannst (2).

8 Wiederholungen.

Nach der Rückbildung:

Mit der Ausatmung senke den Oberkörper nach hinten ab, indem Du nach rechts rotierst (3). Rotiere im Wechsel der Seiten.

6-8 Wiederholungen.

7.5.3.2 Kraftvoll Sitzen

Das wird bewirkt

- Kräftigung der Bauchmuskulatur
- Stabilisation des unteren Rückens
- Vernetzung der Becken-, Beckenboden-, Rücken- und Bauchmuskulatur

So wird es gemacht

Ausgangsposition:
Nimm eine aufrechte Sitzposition ein, indem Dein Scheitel Richtung Himmel schiebt und Du auf Deinen Sitzbeinhöckern sitzt. Sollte Dir diese Position unangenehm sein, setze Dich erhöht, z.B. auf einem Hocker oder Stuhl ab. Deine Finger sind ineinander verhakt (0) und die Ellbogen auf Schulterhöhe ausgerichtet.
Ziehe Deine Ellbogen sanft nach rechts und links außen und führe Deine Schulterblätter zueinander, ohne die Länge der Wirbelsäule zu verlieren.

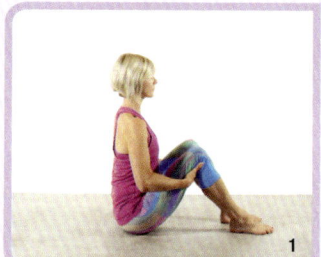
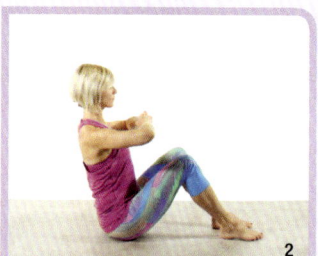

Anleitung:
Einatmend: Verlängere Deine Wirbelsäule (1).
Ausatmend: Aktiviere Dein Muskelkorsett, ziehe die Ellbogen auseinander, führe die Schulterblätter zueinander und senke den Oberkörper sanft nach hinten ab (2). Senke nur so weit, wie Du die Aktivierung und Länge Deines Rumpfes sichern kannst.

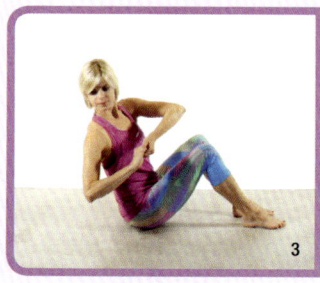
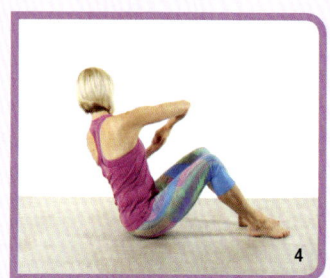

Nach der Rückbildung:
Mit der Ausatmung senke den Oberkörper nach rechts rotiert ab (3), einatmend richte Dich in den Sitz auf (1), mit der nächsten Ausatmung senke den Oberkörper nach links rotiert ab (4). Senke nur so weit, wie Du die Aktivierung und Länge Deines Rumpfes sichern kannst.

8 Wiederholungen. / 8 Wiederholungen pro Seite.

7.5.4.1 Innere Hüftkraft

Das wird bewirkt

- Kräftigung der Hüftaußenrotatoren
- Kräftigung der Beckenbodenmuskulatur

So wird es gemacht

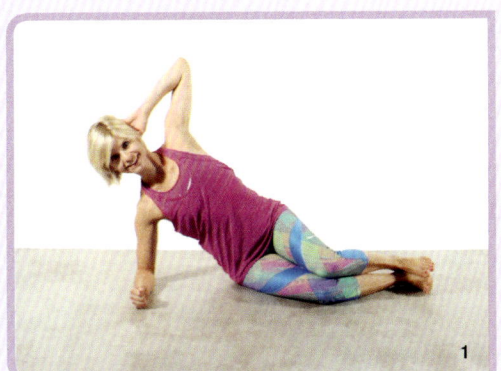 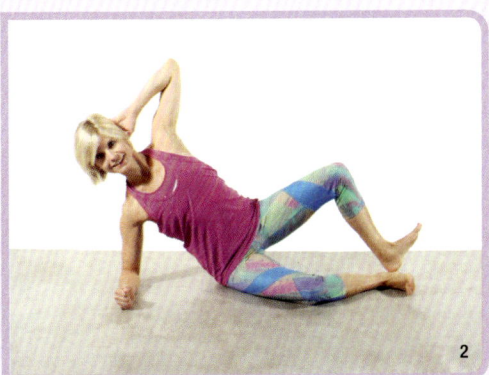

Ausgangsposition:
Lege Dich auf Deiner rechten Seite ab, wobei Dein rechter Ellbogen unter Deiner rechten Schulter, die linke Hand in Deinem Nacken platziert wird. Beide Beine liegen angewinkelt aufeinander und vor Deiner Hüfte.

Anleitung:
Einatmend: Verlängere Deinen Nacken und Deine Wirbelsäule, schnüre Dein Muskelkorsett (1).
Ausatmend: Drücke beide Fersen sanft aneinander, öffne die Fußspitzen und die Knie voneinander (2). Ohne die Länge des Oberkörpers zu verlieren, ohne das Becken in seiner Position zu verändern, spüre die Kraft um Deine Hüfte herum, welche sich zu Deinem Beckenboden fortsetzt. Einatmend schließe wieder die Beine.

10 Wiederholungen, dann Seitenwechsel.

7.5.4.2 Seitlage über den Redondo® Ball

Das wird bewirkt

- Kräftigung der Beinaußenseite
- Kräftigung der schrägen Bauchmuskeln
- Stabilisation der Wirbelsäule
- Mobilisation der Wirbelsäule

So wird es gemacht

Ausgangsposition:
Lege Dich auf Deiner rechten Seite ab, platziere den Redondo® Ball unter dem rechten Brustkorb, strecke den rechten Arm nach vorne aus, die linke Hand ist in Deinem Nacken. Das untere Bein ist angewinkelt und gibt Dir Stabilisation, das obere ist ausgestreckt.

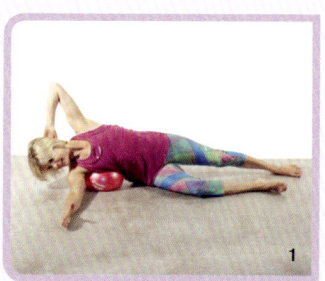

Anleitung:
Einatmend: Vergrößere den Raum zwischen der linken unteren Rippe und dem linken Becken, indem Du Dich weiter über den Ball nach unten neigst (1).

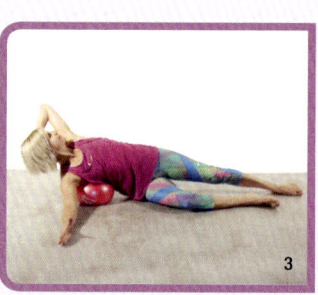
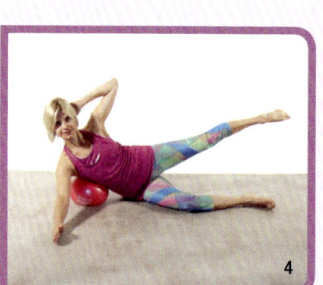

Ausatmend: Aktiviere Dein Muskelkorsett, hebe den Brustkorb an und nähere dabei die untere linke Rippe dem linken Becken an (2).

Nach der Rückbildung:
Einatmend: Vergrößere den Raum zwischen der linken unteren Rippe und dem linken Becken, indem Du Dich weiter über den Ball nach unten neigst und zeitgleich den Oberkörper etwas nach hinten rotierst (3).
Ausatmend: Aktiviere Dein Muskelkorsett, hebe den Brustkorb an, nähere dabei die untere linke Rippe dem linken Becken an und hebe das linke Bein in die Luft (4).

8–10 Wiederholungen, dann Seitenwechsel.

Rückbildung

nach der Rückbildung

7.5.4.3 Körperstern

Das wird bewirkt

- Kräftigung der Beinaußenseite
- Kräftigung der Beckenbodenmuskulatur
- Vernetzung der Bein- und Beckenbodenmuskulatur

So wird es gemacht

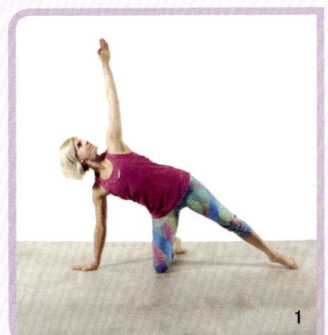 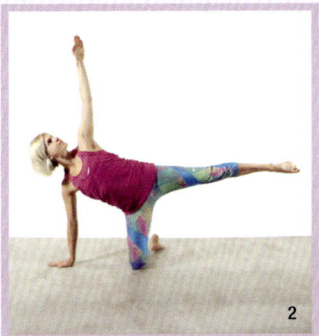 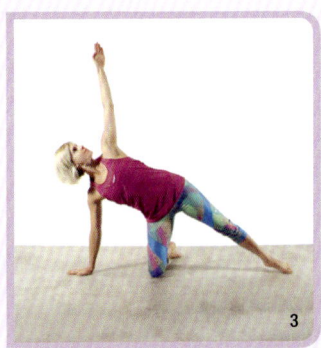

Ausgangsposition:
Komme in den Kniestand, strecke das linke Bein seitlich von Dir weg, stütze Dich mit der rechten Hand rechts unter Deiner Schulter am Boden ab.

Anleitung:
Einatmend: Verlängere die Linie zwischen linkem Fuß und linker Hand, entspanne Deinen Nacken, indem du die Spannung aus dem Nacken abgibst (1).
Ausatmend: Aktiviere Dein Muskelkorsett und hebe das linke gestreckte Bein auf Hüfthöhe an (2). Ohne die Länge des Körpers zu verlieren, ohne das Becken in seiner Position zu verändern, spüre die Kraft in Deinem linken Bein, um Deine Hüfte herum, welche sich zu Deinem Beckenboden fortsetzt.
Nach 8 Wiederholungen halte den linken Fuß am Boden, drücke den Fuß in den Boden, aktiviere zeitgleich Deinen Beckenboden und nimm die Krafteinheit „Bein-Beckenboden" wahr (3). Dann Seitenwechsel.

8 Wiederholungen, dann Seitenwechsel.

7.5.5.1 Beckenlift mit Fersenkraft

Das wird bewirkt

- Kräftigung der Beinrückseite, Beckenboden-, Gesäß- und Rückenmuskulatur
- Vernetzung der Becken-, Beckenboden-, Rücken- und Beinmuskulatur
- Aktivierung der FT-Fasern (Fast Twitch Fasern) der Beckenbodenmuskulatur

So wird es gemacht

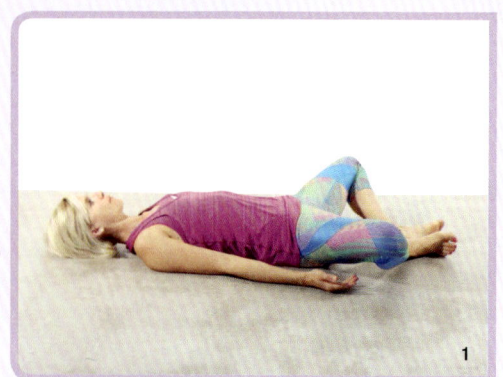

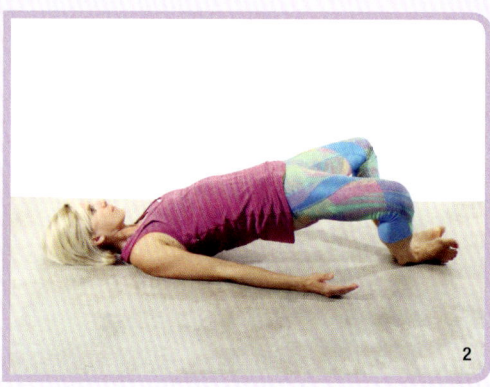

Rückbildung

Ausgangsposition:

Komme in die Rückenlage, Deine Beine sind angewinkelt, die Knie fallen nach außen und Deine Fersen berühren sich.

Anleitung:

Einatmend: Verlängere Deine Wirbelsäule (1).

Ausatmend: Drücke beide Fersen sanft zusammen, aktiviere Dein Muskelkorsett und hebe Dein Becken kraftvoll an. Spüre die Kraft über die Fersen, Deine Beinrückseiten bis hin zu Deinem Beckenboden.

Halte diese Kraftposition 5 Sekunden. Anschließend halte Dein Becken in der Luft und aktiviere 10 mal so schnell wie möglich Deine Beckenbodenmuskulatur. Konzentriere Dich dabei nicht nur auf das „Anspannen", sondern auch das jeweilige „Loslassen".

8 Wiederholungen.

7.5.5.2 Unterer Bauch mit dem Redondo® Ball

Das wird bewirkt

- Kräftigung der Becken-, Beckenboden- und Bauchmuskulatur
- Vernetzung der Becken-, Beckenboden- und Bauchmuskulatur
- Mobilisation des unteren Rückens

So wird es gemacht

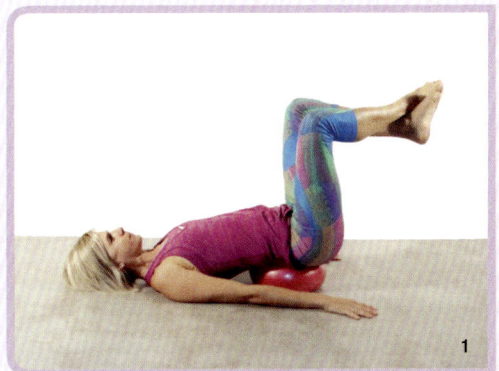

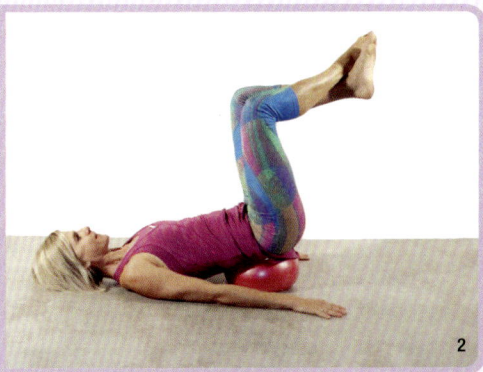

Ausgangsposition:
Du liegst auf Deinem Rücken. Schultern, Nacken und Arme liegen entspannt auf dem Boden. Der Redondo® Ball ist unter der Lendenwirbelsäule platziert. Beide Beine sind aufgestellt.

Anleitung:
Einatmend: Schnüre Dein Muskelkorsett und hebe im Wechsel das rechte und linke Bein angewinkelt in die Luft, wobei die Schienbeine parallel zum Himmel stehen.
Verhake Deine Sprunggelenke ineinander und öffne die Knie schulterbreit (1). Beginne in ein sanftes Hohlkreuz zu schieben.
Ausatmend: Schnüre Dein Muskelkorsett erneut bewusst und rolle Deine Lendenwirbelsäule über den Ball auf (2). Dies ist eine kleine Bewegung, als ob Du Dein Becken etwas anheben würdest. Du spürst dabei Kraft im unteren Bauch.

8 Wiederholungen.

7.5.5.3 Taillen-Wunder 1

Das wird bewirkt

- Kräftigung der Bauch- und Beckenbodenmuskulatur
- Vernetzung der Becken-, Beckenboden- und Bauchmuskulatur
- Stabilisierung des unteren Rückens

So wird es gemacht

Rückbildung

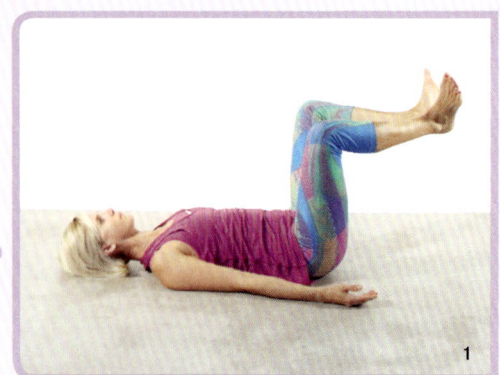 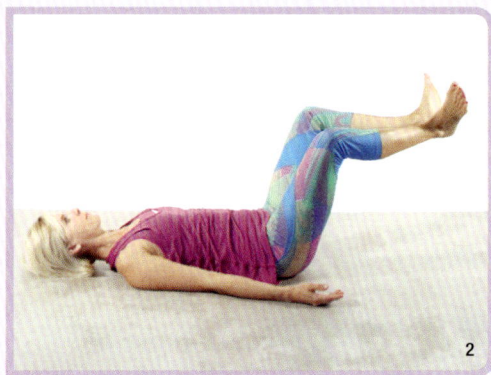

Ausgangsposition:

Komme in die Rückenlage, Deine Beine sind im 90° Winkel der Hüfte und Knie angewinkelt, die Fersen berühren sich. Die Wirbelsäule ist in ihrer Länge aufgespannt. Du spürst nun ein wichtiges, sanftes, kleines Hohlkreuz, welches Du mit Deinem aktiven Muskelkorsett stabilisierst.

Anleitung:

Einatmend: Verlängere Deine Wirbelsäule (1).

Ausatmend: Drücke beide Fersen sanft zusammen, aktiviere Dein Muskelkorsett erneut und entferne Deine Beine etwas von Deiner Körpermitte (2). Schiebe die Beine nur so weit, wie Du Deinen unteren Rücken stabil halten kannst, Du also keine Bewegung im unteren Rücken wahrnimmst.

Nach der Rückbildung:

Solltest Du in Deiner Tiefenstabilisation bereits gut trainiert sein, verlängere den Weg des Schiebens der Beine.

10 Wiederholungen.

7.5.5.4 Taillen-Wunder 2

Das wird bewirkt

- Kräftigung der Bauch- und Beckenbodenmuskulatur
- Vernetzung der Becken-, Beckenboden- und Bauchmuskulatur
- Stabilisierung des unteren Rückens

So wird es gemacht

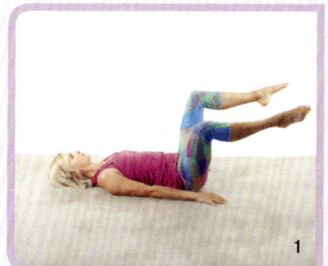 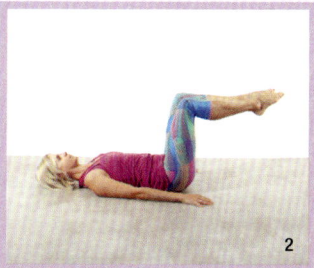 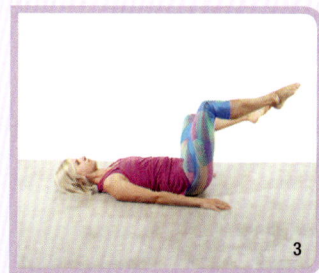

Ausgangsposition:
Komme in die Rückenlage, Deine Beine sind im 90° Winkel der Hüfte und Knie angewinkelt, die Fersen berühren sich. Die Wirbelsäule ist in ihrer Länge aufgespannt.
Du spürst nun ein wichtiges, sanftes, kleines Hohlkreuz, welches Du mit Deinem aktiven Muskelkorsett stabilisierst.

Anleitung:
Einatmend: Verlängere Deine Wirbelsäule.
Ausatmend: Bewege Dein rechts Bein angewinkelt nach rechts unten, jedoch nur so weit, wie Du Deinen unteren Rücken stabil halten kannst, Du also keine Bewegung im Rücken oder Becken wahrnimmst (1).
Einatmend schließe Deine Beine (2) und öffne ausatmend Dein linkes Bein nach links unten (3).

Nach der Rückbildung:
Solltest Du in Deiner Tiefenstabilisation bereits gut trainiert sein, verlängere den Weg des Öffnens der Beine.

Pro Seite 8 Wiederholungen.

7.5.5.5 Kernkraft für den Bauch mit dem Redondo® Ball

Das wird bewirkt

- Kräftigung der Becken-, Beckenboden- und Bauchmuskulatur
- Vernetzung der Becken-, Beckenboden- und Bauchmuskulatur
- Verbesserung der Rumpfstabilisation

So wird es gemacht

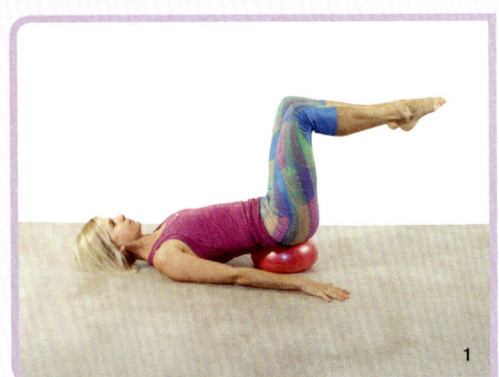
1

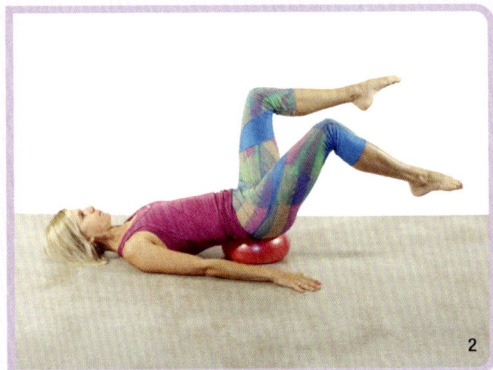
2

Rückbildung

Ausgangsposition:
Du liegst auf Deinem Rücken. Schultern, Nacken und Arme liegen entspannt auf dem Boden.
Der Redondo® Ball ist unter der Lendenwirbelsäule platziert. Beide Beine sind aufgestellt.

Anleitung:
Einatmend: Schnüre Dein Muskelkorsett und hebe im Wechsel das rechte und linke Bein angewinkelt in die Luft, wobei die Schienbeine parallel zum Himmel stehen (1).
Ausatmend: Beginne nun im Wechsel Deine Hüftgelenke zu beugen und die Fußspitzen dem Boden näher zu bringen.
Halte Deine Lendenwirbelsäule dabei stabil und ruhig. Sobald Du eine „Hohlkreuz-Bewegung" im unteren Rücken wahrnimmst, ist Dein Fuß einen zu weiten Weg nach unten gegangen.

8 Wiederholungen auf jeder Seite.

7.5.5.6 Scheibenwischer

Das wird bewirkt

- Kräftigung der Becken-, Beckenboden- und tiefen, schrägen Bauchmuskulatur
- Vernetzung der Becken-, Beckenboden-, Rücken- und Bauchmuskulatur
- Stabilisation der Lendenwirbelsäule

So wird es gemacht

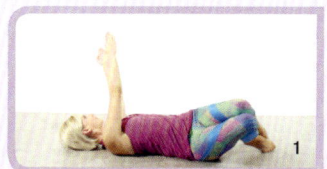 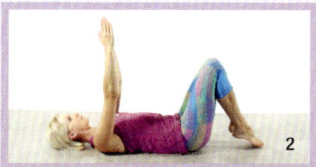 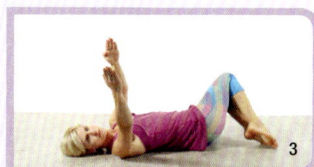

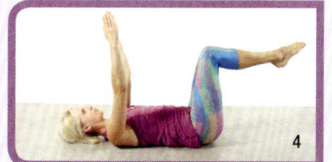 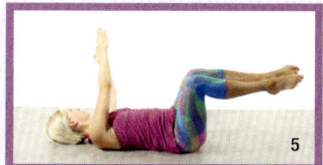 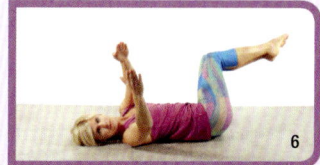

Rückbildung *nach der RB*

Ausgangsposition:
Du liegst auf Deinem Rücken, Schultern und Nacken liegen entspannt auf dem Boden. Beide Beine sind aufgestellt und berühren mit den Fußspitzen den Boden. Die Arme sind gestreckt Richtung Himmel gerichtet.

Anleitung:
Einatmend: Lasse beide Beine nach links, Deine Arme und Deinen Kopf nach rechts kippen (1).
Ausatmend: Schnüre Dein Muskelkorsett und schließe kraftvoll Deinen Rumpf, indem Arme und Beine in die Mittelposition zurückkehren (2). Anschließend wechsel ausatmend die Seite (3).

Auf jeder Seite 10 Wiederholungen.

Nach der Rückbildung:
Hebe Deine Beine angewinkelt in die Luft an, sodass die Schienbeine parallel zum Himmel stehen.
Einatmend: Lasse beide Beine nach links, Deine Arme und Dein Blick nach rechts kippen (6).
Ausatmend: Schnüre Dein Muskelkorsett und schließe kraftvoll Deinen Rumpf, indem Arme und Beine in die Mittelposition zurückkehren (4). Anschließend wechsel ausatmend die Seite (5).
Achte auf einen stabilen Rumpf, kippe während der Bewegung nicht in ein Hohlkreuz!

Auf jeder Seite 8 Wiederholungen.

7.5.5.7 Kraftzentrum Becken

Das wird bewirkt

- Kettenreaktion Fuß- und Beckenbodenmuskulatur
- Kräftigung der Becken- und Beckenbodenmuskulatur
- Aktivierung der FT-Fasern (Fast Twitch Fasern) der Beckenbodenmuskulatur
- Vernetzung der Bein-, Becken-, Beckenboden- und Rückenmuskulatur
- Aktivierung der Beinrückseiten und des Gesäßes

So wird es gemacht

Ausgangsposition:
Du liegst auf Deinem Rücken. Schultern und Nacken liegen entspannt auf dem Boden, die Arme sind in „U-Haltung" nach oben abgelegt. Das linke Bein ist aufgestellt, der Redondo® Ball liegt unter der rechten Ferse, das rechte Bein ist halb gestreckt.

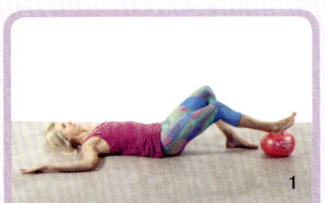

Anleitung:
Einatmend: Verlängere Deine Wirbelsäule und nimm ein sanftes „Hohlkreuz" im unteren Rücken wahr.
Ausatmend: Schnüre Dein Muskelkorsett und schiebe die rechte Ferse kräftig in den Ball nach unten (1). Versuche Dein „kleines Hohlkreuz" weiter zu spüren, trotz starker Rumpfspannung und halte diese Position ca. 5 Sekunden.

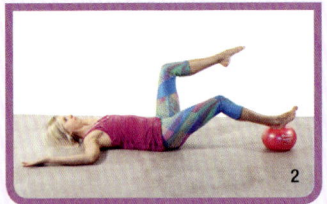

8 Wiederholungen.

Anschließend halte den Druck auf dem Ball und aktiviere 5 mal so schnell wie möglich Deine Beckenbodenmuskulatur.
Konzentriere Dich dabei nicht nur auf das „Anspannen", sondern auch das jeweilige „Loslassen", dann Seitenwechsel.

Nach der Rückbildung:
Ausatmend: Schnüre Dein Muskelkorsett, schiebe die rechte Ferse kräftig in den Ball nach unten und hebe zeitgleich das linke Bein angewinkelt nach oben an. (2). Versuche Dein „kleines Hohlkreuz" weiter zu spüren, trotz starker Rumpfspannung und halte diese Position ca. 5 Sekunden.

6–8 Wiederholungen.

Anschließend bleibe in der Kraftposition, aktiviere 5 mal so schnell wie möglich Deine Beckenbodenmuskulatur. Konzentriere Dich dabei nicht nur auf das „Anspannen", sondern auch das jeweilige „Loslassen", dann Seitenwechsel.

7.5.5.8 Erschwerte Brücke

Das wird bewirkt

* Kräftigung der Beinrückseite, Beckenboden-, Gesäß- und Rückenmuskulatur
* Vernetzung der Becken-, Beckenboden-, Rücken- und Beinmuskulatur

So wird es gemacht

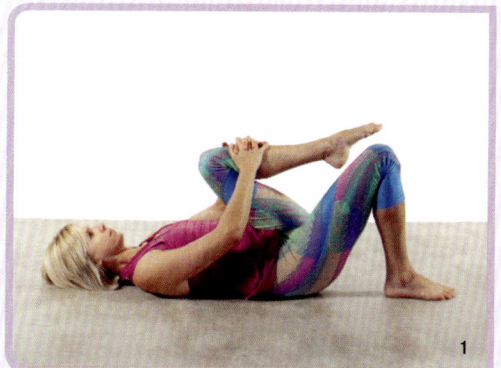
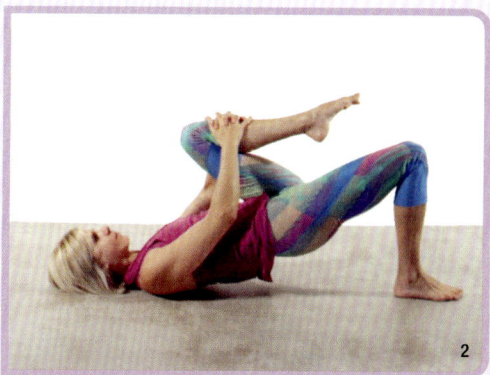

Ausgangsposition:

Komme in die Rückenlage, Dein rechtes Bein ist angewinkelt, das linke zu Dir ran gezogen. Halte das linke Bein mit den Händen am Schienbein fest. Die Wirbelsäule ist in ihrer Länge aufgespannt.

Anleitung:

Einatmend: Ziehe das linke Knie zu Dir ran und schiebe den rechten Fuß kraftvoll in den Boden (1). Ausatmend: Aktiviere den Beckenboden und hebe das Becken so weit wie möglich – gegen den Wiederstand – an.

10–15 Wiederholungen auf jeder Seite.

7.6 Dehnungen

Ein funktionsfähiger Beckenboden, welcher unterschiedlichsten Alltags-

anforderungen gerecht werden soll, benötigt eine Grundvoraussetzung:

Freie bewegliche Hüften und unverspannte, gelöste umgebende Muskulatur,

welche ihn in seiner Arbeit nicht bremsen, sondern unterstützen.

Gut gedehnte Bein- und Beckenmuskeln sind dafür unabdingbar.

Aber auch die Faszie der Körperrückseite braucht nach der Schwangerschaft

besondere Aufmerksamkeit, hat sie doch über 40 Wochen hinweg mit Extra-

spannung versucht, die sich verändernde Körperstatik auszugleichen.

Nicht zuletzt sorgen wir uns um die oberkörperaufrichtende Muskulatur, die

besonders bei jungen Müttern zur Verkürzungen neigt. Denn ausschließ-

lich ein aufrechter, in sich gestreckter Oberkörper ist die Basis eines jeden

Beckenbodentrainings.

7.6.1 Befreiter Oberkörper

Das wird bewirkt

- Dehnung der Schulter- und Brustmuskulatur
- Unterstützung der Oberkörperaufrichtung

So wird es gemacht

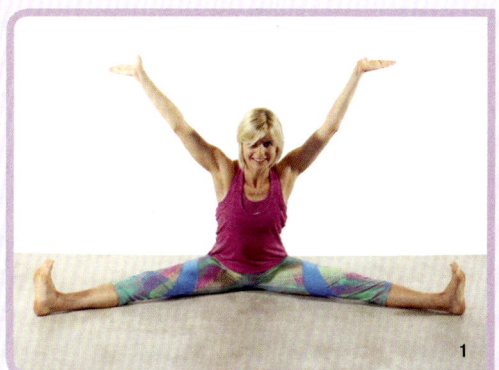

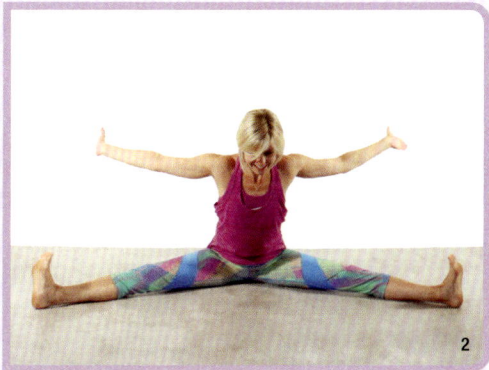

Ausgangsposition:
Begebe Dich in einen für Dich angenehmen Grätschsitz. Strecke die Arme himmelwärts, wobei Deine Handinnenseiten nach oben und die Fingerspitzen zur Seite ausgerichtet sind.
Die Füße sind gebeugt und die Wirbelsäule ist in ihrer Länge aufgespannt.

Anleitung:
Neige Deinen Oberkörper etwas nach vorne (1).
Beide Arme zeichnen einen größt möglichen Kreis nach hinten unten (2).
Spüre, wie Du Deine Schultern und Deinen Oberkörper nach vorne öffnest und von Spannung befreist.

Wachsende Brüste während der Schwangerschaft, Tragen der Babys und Stillen erhöht die Grundspannung der aufrichtenden Muskulatur des Oberkörpers. Genieße diese Streckung und nimm dieses Gefühl der „Weite und Länge" mit in Deinen Alltag.

3–5 langsame Armkreise.

7.6.2 Länge der Innenseiten

Das wird bewirkt

- Dehnung der Beininnenseiten
- Dehnung des Beckenbodens

So wird es gemacht

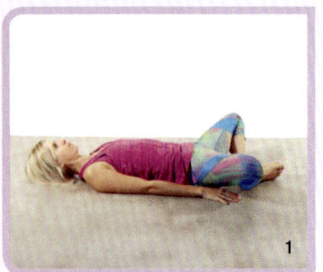 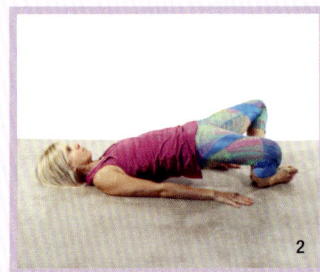 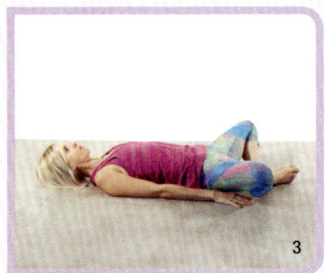

Ausgangsposition:
Du liegst in Rückenlage, die Beine sind angewinkelt und fallen nach außen unten,
die Füße berühren sich. Arme, Schultern und Nacken liegen entspannt am Boden.

Anleitung:
Lasse die Knie tief Richtung Boden sinken und spüre die Dehnung und Länge an Deinen
Beininnenseiten (1).
Hebe nun Dein Becken für 15 Sekunden an, sodass Du Kraft in Deinem Gesäß und in den Bein-
rückseiten spürst (2). Anschließend lege Dein Becken ab, lasse die Knie erneut Richtung Boden
sinken und nimm wahr, wie Deine Beine tiefer sinken, Deine Beininnenseiten weicher werden (3).
Für 20 Sekunden vertiefe die Dehnung.

Die Muskulatur der Beininnenseite setzt teilweise am Becken an und sichert in einem
freien, unverspannten Zustand optimale Bewegungsfreiheit.
Dies ist eine absolute Grundvoraussetzung für ein effektives Beckenbodentraining!

Wiederhole den Vorgang 2-3 mal.

7.6.3 Leistenöffnen über den Redondo® Ball

Das wird bewirkt

- Dehnung und Stoffwechselerhöhung der hüftbeugenden Muskulatur
- Dehnung und Stoffwechselerhöhung der Beinvorderseite
- Mobilisation der Lendenwirbelsäule und der Hüften

So wird es gemacht

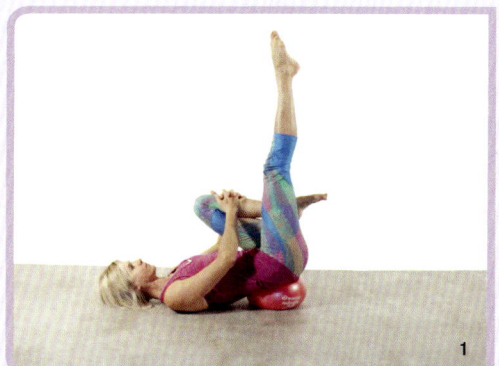 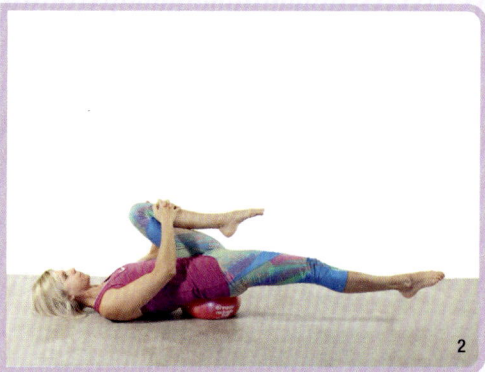

Ausgangsposition:
Du liegst in Rückenlage, der Redondo® Ball ist unter Deiner Lendenwirbelsäule.
Ziehe Dein rechtes Bein angewinkelt nah an Deinen Oberkörper, das linke Bein ist zum Himmel gestreckt.

Anleitung:
Verlängere Dein linkes Bein Richtung Himmel (1). Senke es langsam Richtung Boden ab und nimm dabei die Länge Deiner rechten Leiste wahr (2).
Finde einen für Dich angenehmen Rhythmus der Bewegung (1) und (2), lasse dabei Dein linkes gestrecktes Bein immer tiefer Richtung Boden sinken.

Freie, unverspannte Leisten gewährleisten Bewegungsfreiheit im Becken.
Dies ist eine absolute Grundvoraussetzung für ein effektives Beckenbodentraining!

Insgesamt 1 Minute, dann Seitenwechsel.

7.6.4 Vom Kreuz zur Schulter

Das wird bewirkt

- Dehnung der unteren Rücken-, Hüft- und Beinrückseitenmuskulatur
- Elastizitätserhaltung der rückseitigen Faszie

So wird es gemacht

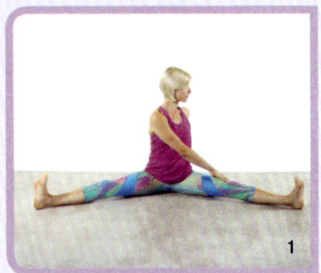 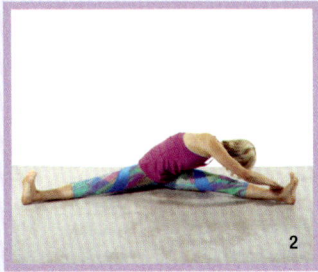 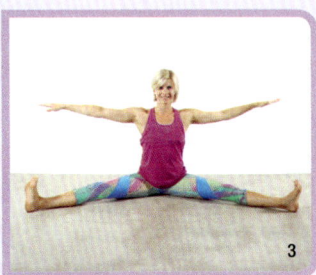

1   2   3

Ausgangsposition:
Begebe Dich in einen für Dich angenehmen Grätschsitz.
Strecke die Arme zur Seite, richte Deine Wirbelsäule bewusst in ihrer Länge aus.

Anleitung:
Platziere nun Deine linke Hand neben Deinem linken Becken (1), mit Deiner rechten Hand wandere langsam an der linken Oberschenkelaußenseite nach vorne (2), bis Du Deine Dehngrenze spürst.
Bleibe dort einen kurzen Moment, bevor Du sanft beginnst rhythmisch zu federn.
Mit der Zeit geht dieses bewusste Ansteuern des Federns in eine fließende Eigenbewegung des Körpers über. Ca. 20–30 Sekunden, richte Dich mittig auf (2) und wechsel die Seite.

Während der Schwangerschaft erhöht sich die Spannung der Faszie auf der Körperrückseite. Diese Dehnung gibt der Faszie Elastizität und Geschmeidigkeit zurück!

Ca. 20–30 Sekunden, dann Seitenwechsel.

7.6.5 Um die Hüften herum

Das wird bewirkt

- Dehnung der unteren Lendenwirbelsäule, der Gesäß- und tiefen Hüftmuskulatur

So wird es gemacht

Ausgangsposition:
In der Rückenlage ziehe beide Knie zum Oberkörper und lege den rechten Fuß auf dem linken Knie ab, dabei ist Dein rechtes Bein seitlich geöffnet.
Die Hände umfassen den linken Oberschenkel.

Anleitung:
Ziehe mit den Armen das linke Bein sanft zum Oberkörper, bis Deine Dehngrenze erreicht ist (1).
Zur Intensivierung versuche in dieser Position eine kleine „gedachte" Hohlkreuzstellung im unteren Rücken einzunehmen.

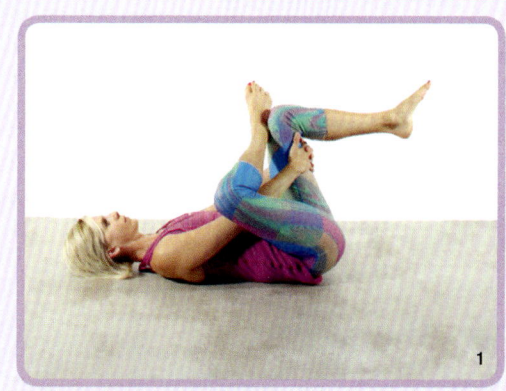

Die tiefe Hüftmuskulatur ist direkt mit der Beckenbodenmuskulatur verbunden. Besitzt sie zu viel Spannung, kann diese auf den Beckenboden übertragen werden und schränkt seine Funktionen ein.

Ca. 20–30 Sekunden, dann Seitenwechsel.

7.6.6 Umgedrehtes V

Das wird bewirkt

- Dehnung der Beinrückseitenmuskulatur
- Elastizitätserhaltung der rückseitigen Faszie

So wird es gemacht

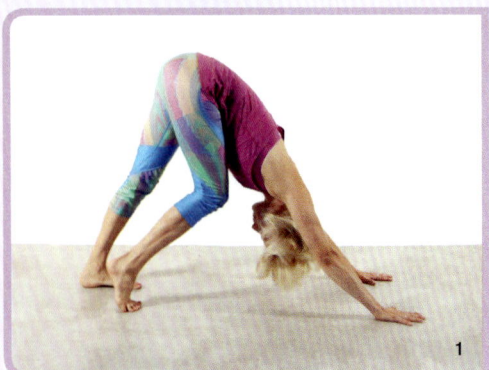

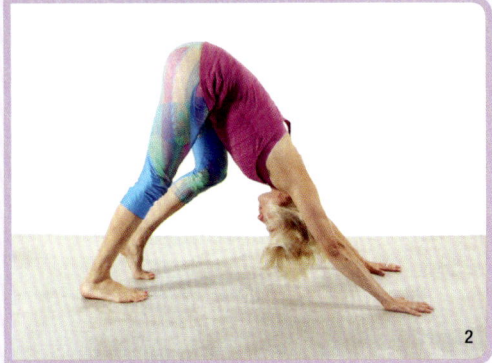

Ausgangsposition:
Begebe Dich in ein umgedrehtes V, wobei Deine Beine schulterbreit geöffnet und angenehm gebeugt sind, als ob Du Deinen Oberkörper auf den Oberschenkeln ablegen möchtest. Beide Fersen sind in der Luft. Der Kopf hängt entspannt.

Anleitung:
Beginne nun im rhythmischen Wechsel die Fersen Richtung Boden zu senken und dabei das jeweilige Bein bis zur Dehngrenze zu strecken.

Während der Schwangerschaft erhöht sich die Spannung der Faszie auf der Körperrückseite. Diese Dehnung gibt der Faszie Elastizität und Geschmeidigkeit zurück!

20 Sekunden.

Kapitel 8 – mami sports Modellstunden

8.1 mami sports Rückbildung

Oftmals wird der frühe Wunsch der Mütter nach straffenden Übungen für den Bauch leichtfertig als Eitelkeit abgetan. Jedoch spricht dieser Wunsch vielmehr für das gute Gefühl der Frau, dass ein „unförmiger Bauch" und eine schwache Muskulatur des Rumpfes insgesamt schwächend wirken und zu weiteren Problemen in Folge von Schwangerschaft und Geburt führen können.

Die Modellstunden „mami sports Rückbildung" stellen ein sanftes, jedoch effektives Training für junge Mütter dar. Körperwahrnehmung, Erarbeitung der aufrechten Körperhaltung, Aktivieren der formgebenden Muskeln, Bewusstmachen von Spannung und Entspannung bilden die Trainingssäulen für einen flachen Bauch und einen starken Beckenboden. Nach erwärmenden Bewegungen sorgen Mobilisationen und Stabilisations-/Kräftigungsübungen für ein ausgewogenes, harmonisches Wechselspiel. Jedes Training endet mit einer Dehnung. Gehe nur so weit, wie es Dir gut tut. Sei aufmerksam, nimm Deinen Körper wahr und lenke die Kraft in die Tiefe Deines Körpers. Diese Übungen sind die Basis für die weiterführenden Trainingseinheiten „mami sports nach Rückbildung" und können immer, zu jeder Zeit wiederholt werden, selbst wenn Deine Rückbildung längst abgeschlossen ist.

8.1.1 Modellstunde 1

Warm up:

7.2.9   Schulterkreise (Seite 77)
7.2.3   Zehenlaufen (Seite 71)
7.2.1   Pendel (Seite 69)

7.2.2   Step Touch (Seite 70)
7.2.10 Wirbelsäulenmobilisation
        (Seite 78)

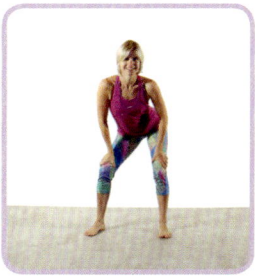

Übung 1:
7.3.1 Beckenacht
(Seite 81)

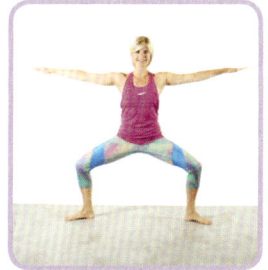

Übung 2:
7.5.1.6 Squat für die
Innenseiten
(Seite 116)

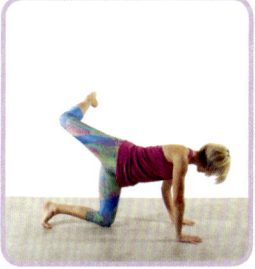

Übung 3:
7.3.5 Hüftöffnung im
Vierfüßler
(Seite 85)

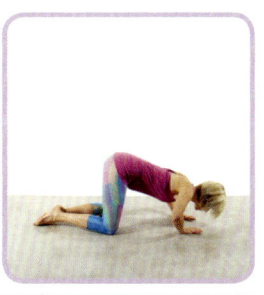

Übung 4:
7.5.2.7 Push up –
ganz natürlich
(Seite 125)

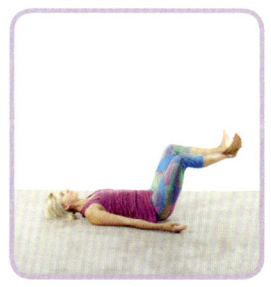

Übung 5:
7.5.5.3 Taillen-
Wunder 1
(Seite 136)

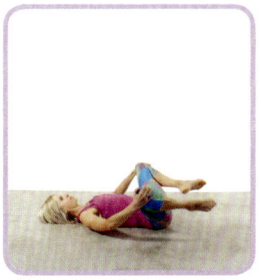

Übung 6:
7.3.13 Hüftkreise
(Seite 94)

Dehnung:

7.6.2   Länge der Innenseiten (Seite 144)

8.1.2 Modellstunde 2

Warm up:

7.2.2 Step Touch (Seite 70)	7.2.5 Squat (Seite 73)
7.2.1 Pendel (Seite 69)	7.2.10 Wirbelsäulenmobilisation
7.2.6 Knie heben (Seite 74)	(Seite 78)

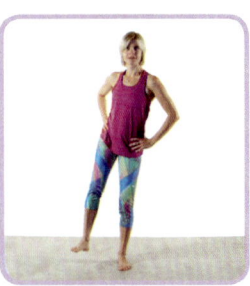

Übung 1:
7.3.2 Hüftrad
(Seite 82)

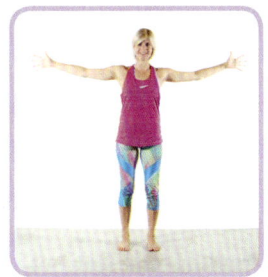

Übung 2:
7.5.1.3 Bein-
kombination
(Seite 112)

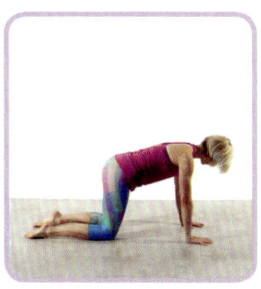

Übung 3:
7.3.4 Vierfüßlerkreis
(Seite 84)

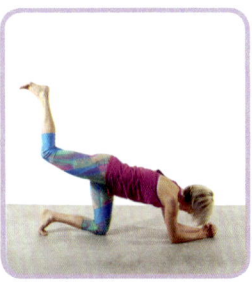

Übung 4:
7.5.2.8 Kernkraft für
die Rückseiten
(Seite 126)

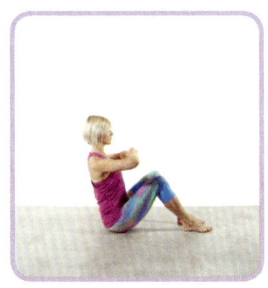

Übung 5:
7.5.3.2 Kraftvoll
Sitzen
(Seite 130)

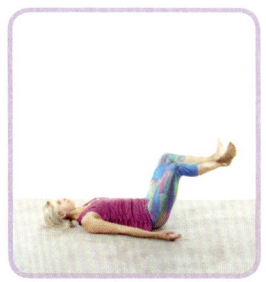

Übung 6:
7.5.5.4 Taillen-
Wunder 2
(Seite 137)

Dehnung:
7.6.5 Um die Hüften herum (Seite 147)

8.1.3 Modellstunde 3

Warm up:

7.2.3	Zehenlaufen (Seite 71)	7.2.5	Squat (Seite 73)
7.2.9	Schulterkreise (Seite 77)	7.2.10	Wirbelsäulenmobilisation
7.2.1	Pendel (Seite 69)		(Seite 78)

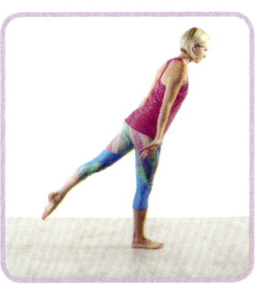

Übung 1:
7.5.1.1 Ausfallschritt
in die Balance
(Seite 109)

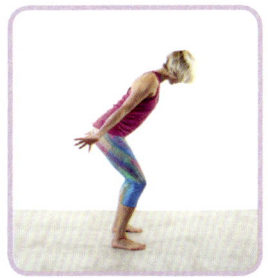

Übung 2:
7.5.1.7 Starker
Rücken
(Seite 117)

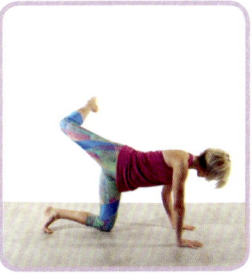

Übung 3:
7.3.5 Hüftöffnung im
Vierfüßler
(Seite 85)

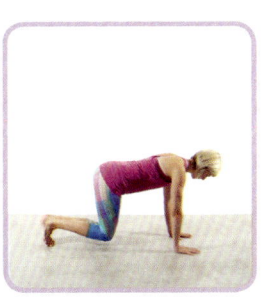

Übung 4:
7.5.2.4 Knie Twist
(Seite 122)

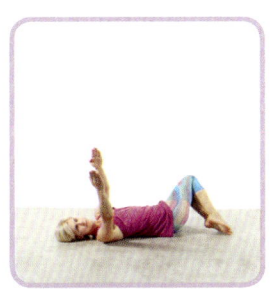

Übung 5:
7.5.5.6 Scheiben-
wischer
(Seite 139)

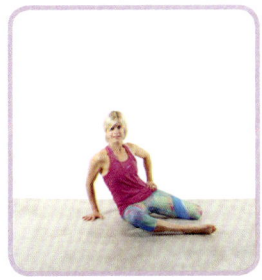

Übung 6:
7.3.8 Befreites
Becken
(Seite 88)

Dehnung:
7.6.4 Vom Kreuz zur Schulter (Seite 146)

8.1.4 Modellstunde 4

Warm up:

7.2.2   Step Touch (Seite 70)   7.2.5   Squat (Seite 73)
7.2.1   Pendel (Seite 69)   7.2.10 Wirbelsäulenmobilisation
7.2.6   Knie heben (Seite 74)   (Seite 78)

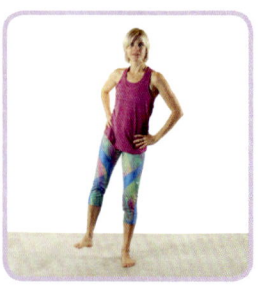

Übung 1:
7.3.2 Hüftrad
(Seite 82)

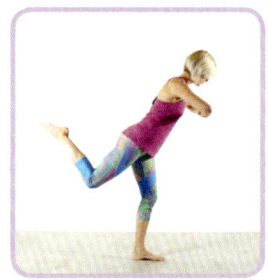

Übung 2:
7.5.1.4 Schöne
Rückseiten
(Seite 113)

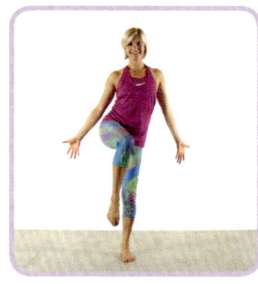

Übung 3:
7.5.1.2 Beckenlift
(Seite 110)

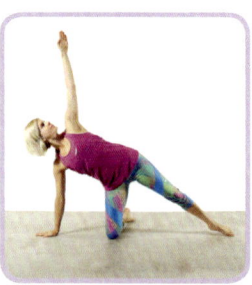

Übung 4:
7.5.4.3 Körperstern
(Seite 133)

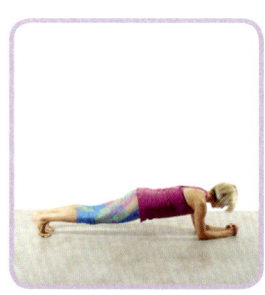

Übung 5:
7.5.2.5 Regen-
bogenbecken
(Seite 123)

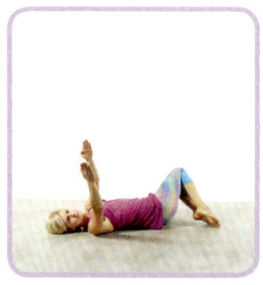

Übung 6:
7.5.5.6 Scheiben-
wischer
(Seite 139)

Dehnung:

7.6.1   Befreiter Oberkörper (Seite 143)

8.1.5 Modellstunde 5 mit dem Redondo® Ball

Warm up:

7.2.4	Schwünge (Seite 72)	7.2.8	Rumpfdrehen (Seite 76)
7.2.7	Leg Curl (Seite 75)	7.2.11	Einrollen (Seite 79)

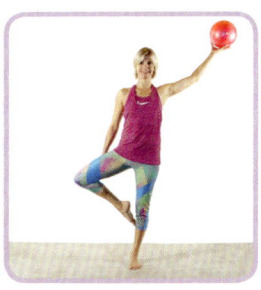

Übung 1:
7.3.3 Hüftdrehen
(Seite 83)

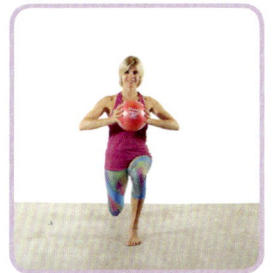

Übung 2:
7.5.1.8 Stufen-
haltung
(Seite 118)

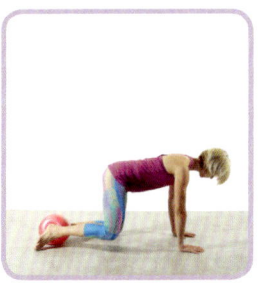

Übung 3:
7.5.2.9 Innere
Hüftkraft
(Seite 127)

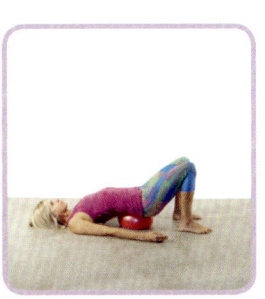

Übung 4:
7.3.6 Beckenkreise
(Seite 86)

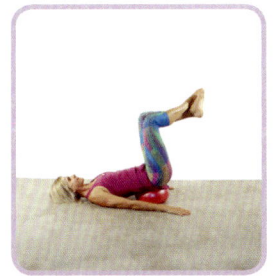

Übung 5:
7.5.5.2 Unterer
Bauch
(Seite 135)

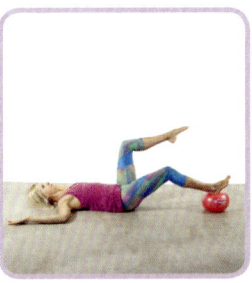

Übung 6:
7.5.5.7 Kraftzentrum
Becken
(Seite 140)

Dehnung:
7.6.3   Leistenöffnen (Seite 145)

Kapitel 8 – mami sports Modellstunden

8.2 mami sports nach Rückbildung

Um die positiven Effekte der Rückbildungsgymnastik langfristig ge-nießen zu können, sollte weiterhin an einem aktiven und wachen Beckenboden, sowie an einer starken Körpermitte gearbeitet werden. Und genau diese Ziele verfolgt „mami sports nach Rückbildung".

Folgende Modellstunden richten sich an alle Mamis, die nach der Rückbildungsgymnastik zielorientiert weiter an ihren schwanger-schaftsbedingten, körperlichen Veränderungen arbeiten wollen.

Genutzt werden sogenannte Übungszirkel mit jeweils drei Übungen: Die erste fordert das Herz-Kreislauf-System, die folgenden beiden fordern Kraft und Stabilisation. Durch die Wiederholung der Übungs-abfolge werden nicht nur die Muskeln gekräftigt, sondern auch die Fettverbrennung angekurbelt, um somit den maximalen Effekt aus dem Training zu schöpfen. Jede Trainingseinheit wird mit einer Mobili-sation und Dehnung abgeschlossen: Nachspüren, Bewusstmachen, Loslassen.

„mami sports nach Rückbildung" bietet jungen Müttern den idealen Einstieg in einen bewegten, sportlichen und beschwerdefreien Alltag.

8.2.1 Modellstunde 1

Warm up:

7.2.3	Zehenlaufen (Seite 71)
7.2.9	Schulterkreise (Seite 77)
7.2.1	Pendel (Seite 69)
7.2.5	Squat (Seite 73)
7.2.10	Wirbelsäulenmobilisation (Seite 78)

Zirkel 1
2x

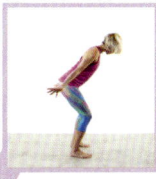

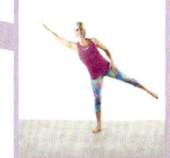

Übung 3:
7.5.1.7 Starker Rücken
(Seite 117)

**Übung 1,
Herz-/Kreislauf:**
7.4.1 Side To Side
(Seite 97)

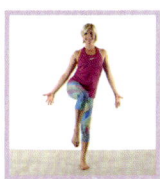

Übung 2:
7.5.1.2 Beckenlift
(Seite 110)

Zirkel 2
2x

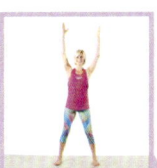

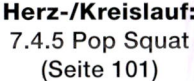

Übung 3:
7.5.5.3 Taillen-wunder 1
(Seite 136)

**Übung 1,
Herz-/Kreislauf:**
7.4.5 Pop Squat
(Seite 101)

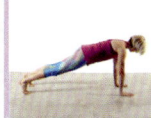

Übung 2:
7.5.2.2 Ganzkörper-stütz
(Seite 120)

Mobilisation & Dehnung:

7.3.7	Beckenspirale (Seite 87)
7.6.1	Befreiter Oberkörper (Seite 143)

8.2.2 Modellstunde 2

Warm up:
7.2.1   Pendel (Seite 69)
7.2.2   Step Touch (Seite 70)
7.2.5   Squat (Seite 73)
7.2.6   Knie heben (Seite 74)
7.2.10 Wirbelsäulenmobilisation
        (Seite 78)

Zirkel 1
2x

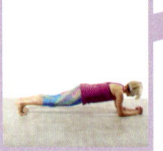

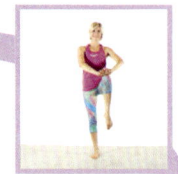

Übung 3:
7.5.2.5 Regen-
bogenbecken
(Seite 123)

**Übung 1,
Herz-/Kreislauf:**
7.4.6 Knee Up
(Seite 102)

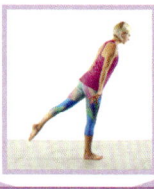

Übung 2:
7.5.1.1 Ausfallschritt
in die Balance
(Seite 109)

Zirkel 2
2x

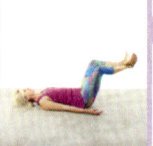

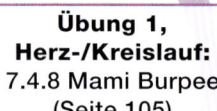

Übung 3:
7.5.5.4 Taillen-
Wunder 2
(Seite 137)

**Übung 1,
Herz-/Kreislauf:**
7.4.8 Mami Burpee
(Seite 105)

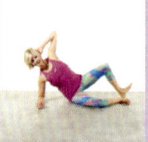

Übung 2:
7.5.4.1 Innere
Hüftkraft
(Seite 131)

Mobilisation & Dehnung:
7.3.10 Hüftgehen (Seite 90)
7.6.5   Um die Hüften herum
        (Seite 147)

8.2.3 Modellstunde 3

Warm up:
7.2.2   Step Touch (Seite 70)
7.2.9   Schulterkreise (Seite 77)
7.2.6   Knie heben (Seite 74)
7.2.5   Squat (Seite 73)
7.2.10   Wirbelsäulenmbilisation
         (Seite 78)

Zirkel 1
2x

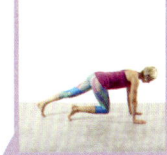 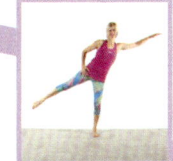

Übung 3:
7.5.2.6 Vierfüßler-
schub
(Seite 124)

**Übung 1, Herz-/
Kreislauf:** 7.4.2
Pendel Balance
(Seite 98)

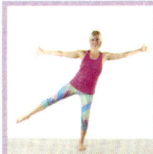

Übung 2:
7.5.1.3 Bein-
kombination
(Seite 112)

Zirkel 2
2x

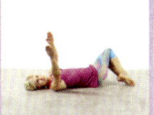 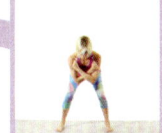

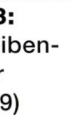

Übung 3:
7.5.5.6 Scheiben-
wischer
(Seite 139)

**Übung 1,
Herz-/Kreislauf:**
7.4.9 Jumpies
(Seite 106)

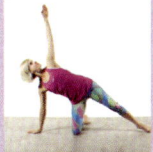

Übung 2:
7.5.4.3 Körperstern
(Seite 133)

Mobilisation & Dehnung:
7.3.13   Hüftkreise (Seite 94)
7.6.6   Umgedrehtes V (Seite 148)

8.2.4 Modellstunde 4

Warm up:
7.2.2   Step Touch (Seite 70)
7.2.1   Pendel (Seite 69)
7.2.6   Knie heben (Seite 74)
7.2.5   Squat (Seite 73)
7.2.10 Wirbelsäulenmobilisation
        (Seite 78)

Zirkel 1
2x

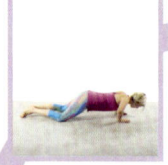

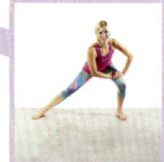

Übung 3:
7.5.2.7 Push up –
ganz natürlich
(Seite 125)

**Übung 1, Herz-/
Kreislauf:**
7.4.3 Seitausfall-
schritte (Seite 99)

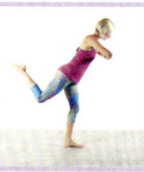

Übung 2:
7.5.1.4 Schöne
Rückseite
(Seite 113)

Zirkel 2
2x

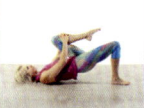

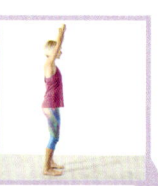

Übung 3:
7.5.5.8 Erschwerte
Brücke
(Seite 141)

**Übung 1, Herz-/
Kreislauf:** 7.4.7
Planke – Streck
Dich (Seite 103)

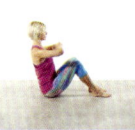

Übung 2:
7.5.3.2 Kraftvoll
sitzen
(Seite 130)

Mobilisation & Dehnung:
7.3.12 Umfassende Hüftbeweglich-
        keit (Seite 92)
7.6.4   Vom Kreuz zur Schulter
        (Seite 146)

8.2.5 Modellstunde 5 mit dem Redondo® Ball

Warm up:
7.2.4   Schwünge (Seite 72)
7.2.7   Leg Curl (Seite 75)
7.2.8   Rumpfdrehen (Seite 76)
7.2.11   Einrollen (Seite 79)

Zirkel 1
2x

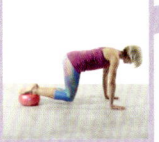 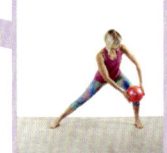

Übung 3:
7.5.2.3 Knie-
schweben
(Seite 121)

**Übung 1,
Herz-/Kreislauf:**
7.4.4 Seitausfall-
schritt (Seite 100)

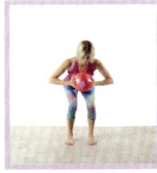

Übung 2:
7.5.1.5 Squat
(Seite 114)

Zirkel 2
2x

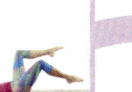 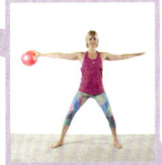

Übung 3:
7.5.5.5 Kernkraft für
den Bauch
(Seite 138)

**Übung 1,
Herz-/Kreislauf:**
7.4.10 Schritt zurück
(Seite 107)

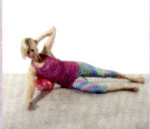

Übung 2:
7.5.4.2 Seitlage
(Seite 132)

Mobilisation & Dehnung:
7.3.11   Beckenschieben (Seite 91)
7.6.3   Leistenöffnen (Seite 145)

Vroni Raab-Kronski

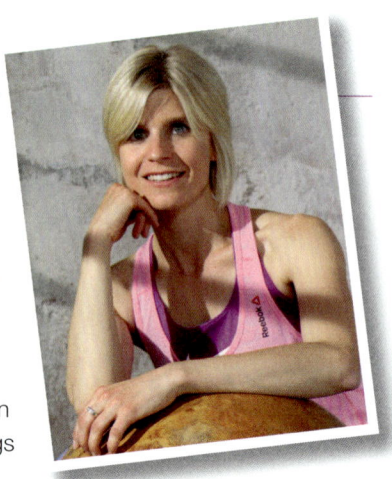

Mein Name ist Vroni Raab-Kronski, ich bin Mama von zwei Töchtern, Dipl. Sportwissenschaftlerin mit dem Schwerpunkt rehabilitative und präventive Sportmedizin und Fitnesstrainerin.
Hauptberuflich bilde ich für die Euro Education TrainerInnen aus und entwickle Trainingskonzepte.
Nebenberuflich leite ich Fitnesskurse.

Nach meinen Schwangerschaften habe ich den enormen Nutzen und Vorteil eines zielorientierten Beckenbodentrainings kennengelernt.
Innerhalb kürzester Zeit und mit einem geringen Trainingsaufwand konnte ich die Tiefenmuskulatur wieder aktivieren und mich von innen heraus aufrecht und stark fühlen. Dieses Trainingserlebnis möchte ich an Mütter weitergeben.

Jede Mutter verdient ein zielorientiertes, effektives Training, um die schwangerschaftsbedingten „Problemzonen" wieder los zu bekommen.

www.mami-sports.de

Die DVD zum Buch

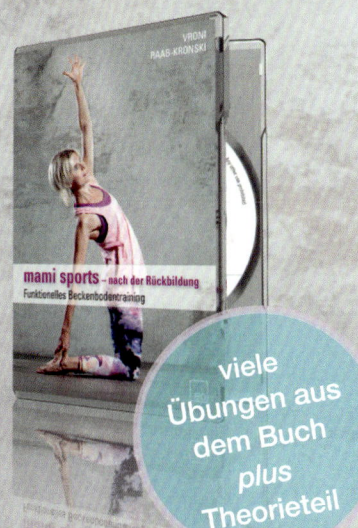

„mami sports wird Dein Herz-Kreislauf-System anregen und Deine Fettverbrennung ankurbeln. mami sports wird ganz zielgerichtet Deine Muskeln kräftigen und formen. Aber mami sports wird Dir auch einen Moment wohltuende Auszeit schenken".

Diese DVD richtet sich an alle Mamis, die nach der Rückbildungsgymnastik zielorientiert weiter an Ihren schwangerschaftsbedingten, körperlichen Veränderungen arbeiten wollen. Und das ganz bequem von zu Hause aus, ideal für junge Mamas mit knapper Zeit für sich selbst!

In drei Workouts unterschiedlicher Länge begleitet Dich die Sportwissenschaftlerin Vroni Raab-Kronski durch ein zeitgemäßes, modernes, funktionelles Training rund um den Beckenboden. Dabei werden nicht nur die Muskeln gekräftigt, sondern auch die Fettverbrennung angekurbelt, um den maximalen Effekt aus dem Training zu schöpfen. Jede mami sports Trainingseinheit wird mit einer Entspannung oder Mobilisations-/Dehnübungen abgeschlossen.

mami sports bietet jungen Müttern nach der Rückbildungsgymnastik den idealen Einstieg in einen bewegten, sportlichen Alltag.

viele Übungen aus dem Buch *plus* Theorieteil

Inhalt der DVD:
- mami sports (Theorie)
- mami sports (Praxis)
  – Training 1 (60 Minuten)
  – Training 2 (30 Minuten)
  – Training 3 (30 Minuten)

Spielzeit: 145 Minuten

Die DVD für die Rückbildung

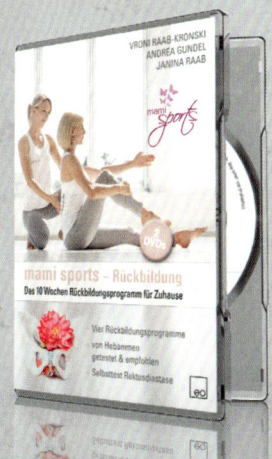

Diese DVD richtet sich an alle jungen Mamis, welche begleitend zu ihrer Rückbildungsgymnastik zu Hause üben möchten oder keine Zeit für einen Rückbildungskurs aufbringen können.

Mit diesem 10 Wochen Rückbildungsprogramm kann bequem, zeit- und ortsunabhängig, zu Hause trainiert werden. „mami sports Rückbildung" bietet 4 unterschiedliche Kursprogramme an, welche die jungen Mütter über 10 Wochen hinweg zielgerichtet begleiten. Kleine Variationen innerhalb der Übungen ermöglichen es jederzeit, die Intensitäten anzupassen, je nach individuellem, körperlichem Befinden. *„Nimm Dir Zeit für Dich und Deinen Körper".* **www.mami-sports.de**

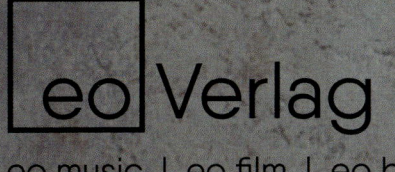

Literaturverzeichnis

1   Janßen, U., Lienemann, A. & Fritsch, H. (2001). Die Bedeutung des M. levator ani – Fossa ischioanalis – Glutaeus maximus (LFG)-Komplexes für den weiblichen Beckenboden. *Annals of Anatomy, 183 (11)*.

2   MacLennon, A.H., Taylor, A.W., Wilson, D.H. & Wilson, D. (2000). The prevalence of pelvic floor disorders and their relationship to gender, age, parity and mode of delivery. *BJOG: An International Journal of Obstetrics and Gynaecology, 107 (12)*, 1460-70.

3   Marik, P. & Plante, L. (2008). Venous Thromboembolic Disease and Pregnancy. *New England Journal of Medicine, 359*, 2025-2033.

4   Morkved, S. & Bo, K. (1999). Prevalence of urinary incontinence during pregnancy and postpartum. *International Urogynecology Journal, 10 (6)*, 394-398.

5   Pool-Goudzwaard, A., Hoek van Dijke, G., van Gurp, M., Mulder, P., Snijders, Ch. & Stoeckart, R. (2004). Contribution of pelvic floor muscles to stiffness of the pelvic ring. *Clinical Biomechechanics, 19*, 564-571.

6   Richardson, C., Jull, C., Hodges, P. & Hides, J. (1998). *Therapeutic exercise for spinal segmental stabilization in low back pain: Scientific basis and clinical approach*. London: Churchill Livingstone.

7   Rortveit, G., Hannestad, Y.S., Daltveit, A.K. & Hunskaar, S. (2001). Age- and typedependent effects of parity on urinary incontinence: The norwegian EPICONT Study. *Obstetrics & Gynecology, 98 (6)*, 1004-10.

8   Sapsford, R.R., Hodges, P.W., Richardson, C.A., Cooper, D.H., Markwell, S. & Jull, G.A. (2001). Co- activation of the abdominal and pelvic floor muscles during voluntary exercises. *Neurourology and Urodynamics, 20 (1)*, 31-42.

9   Sapsford, R.R., Richardson, C.A., Maher, C.F. & Hodges, P.W. (2008). Pelvic floor muscle activity in different sitting postures in continent and incontinent women. *Archives of Physical Medicine and Rehabilitation, 89 (9)*, 1741-47.

10 Schneider, H., Husslein, P.W. & Schneider, K.T.M. (Hrsg.). (2004). *Die Geburtshilfe* (2. Auflage). Berlin: Springer Verlag.

11 Schytt, E., Lindmark, G. & Waldenström, U. (2005). Physical symptoms after childbirth: prevalence and associations with self-rated health. *BJOG: An International Journal of Obstetrics and Gynaecology, 112 (2)*, 210-7.

Bildnachweis

S. 09, links: © Sebastian Kaulitzki – Fotolia.com

S. 09, rechts: © Sebastian Kaulitzki – Fotolia.com

S. 10, links: © Sebastian Kaulitzki – Fotolia.com

S. 10, rechts: © Sebastian Kaulitzki – Fotolia.com

S. 11, links: © Sebastian Kaulitzki – Fotolia.com

S. 11, rechts: © Sandra Hirschbolz

S. 12, links: © Sandra Hirschbolz

S. 12, rechts: © Sebastian Kaulitzki – Fotolia.com

S. 13, oben: © Sebastian Kaulitzki – Fotolia.com

S. 13, unten: © Sebastian Kaulitzki – Fotolia.com

S. 15, oben: © Sonja Kirsch

S. 15, unten: © Sebastian Kaulitzki – Fotolia.com

S. 18: © Sandra Hirschbolz

S. 20: © Sandra Hirschbolz

S. 22: © Sandra Hirschbolz

S. 24: © Sandra Hirschbolz

S. 28: © Sebastian Kaulitzki – Fotolia.com

S. 29: © Sonja Kirsch

S. 35: © Sonja Kirsch

S. 36: © Sonja Kirsch

A

Adduktoren	25
Atmung	31

B

Becken	12
Beckenbeweglichkeit	15, 16
Beckenbodenmuskulatur	17
äußere Schicht	18, 19
innere Schicht	22, 23
mittlere Schicht	20, 21
Blutdruck	29, 30
Blutvolumen	29, 30

D

Diaphragma pulmonale	12

F

fascia thoracolumbalis	9, 10, 37
Faszien	34
Fuß	39, 40, 41, 42, 43

G

Gebärmuttersenkung	46
Gebärmuttervorfall	46
Gegennutation des Kreuzbeines	15
Gewichtszunahme	31

I

Iliosakralgelenk	13, 15, 25, 26, 32
Inflare des Beckens	15, 16, 26
Ischiocruralmuskulatur	26

K

Körperhaltung	36, 37, 38, 39
Krampfadern	29, 30, 31

L

Lageorientierung des Beckens	17
linea alba	9, 10, 33

M

m. bulbospongiosus	18, 19
m. coccygeus	15, 22, 23, 24
m. erector spinae	11, 12, 25, 26
m. glutaeus maximus	25
m. iliococcygeus	15, 22, 24
m. iliocostalis	11
m. ischiocavernosus	18, 19
m. longissimus	11
mm. interspinales	11
mm. intertransversarii	11
mm. rotatores	11
m. multifidus	26, 37, 38
m. obliquus externus	9, 25
m. obliquus internus	9, 10, 25
m. obturatorius internus	22, 24, 25
m. piriformis	23, 24, 25
m. pubococcygeus	22, 24
m. puborectalis	22
m. pyramidalis	10, 11
m. rectus abdominis	9, 25, 33
m. semispinalis capitis	11
m. semispinalis cervicis	11
m. sphincter ani externus	18, 19, 21, 22
m. sphincter urethrae externus	20, 21
m. splenius	11
m. transversus abdominis	9, 10, 25, 26, 37
m. transversus perinei profundus	20, 21
m. transversus perinei superficialis	20

N

n. pudendus	44, 45
Nutation des Kreuzbeines	15, 16, 26

O

Ödeme	30, 39
os coccygis (Steißbein)	12
Os ilium (Darmbein)	13
Os ischii (Sitzbein)	13
Os pubis (Schambein)	13
ossa coxae (rechtes und linkes Hüftbein)	12
os sacrum (Kreuzbein)	12, 13
Outflare des Beckens	15, 16, 23, 26

R

Reflexzone	19, 21, 23
Rektusdiastase	33, 34

S

Schwangerschaftshormone	40
Stressharninkontinenz	45, 46
Symphyse	13, 25, 32

T

Thrombosen	29, 30, 31

W

Wochenbett	53

Z

Zwerchfell	12, 25, 26, 31, 37, 38

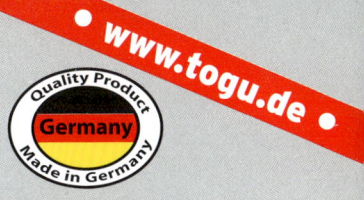

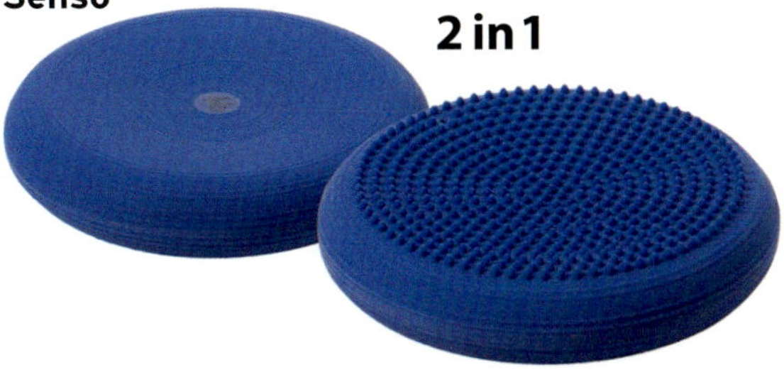

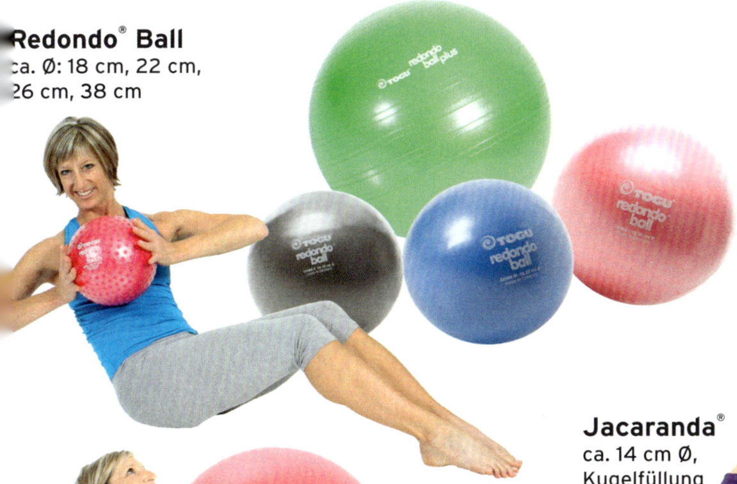

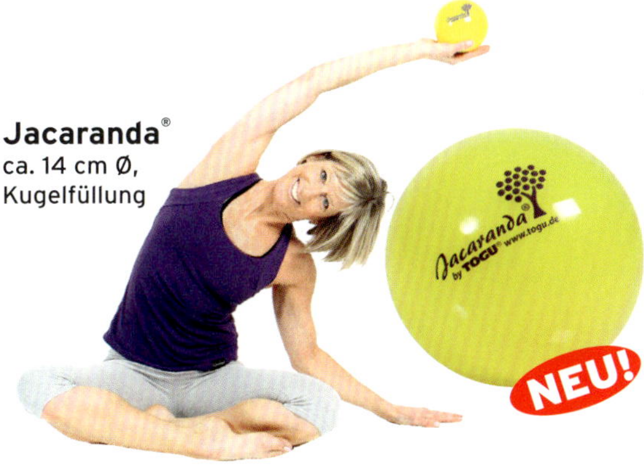

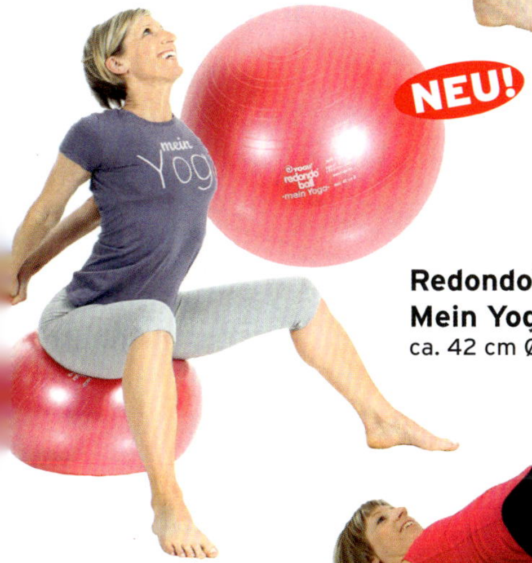

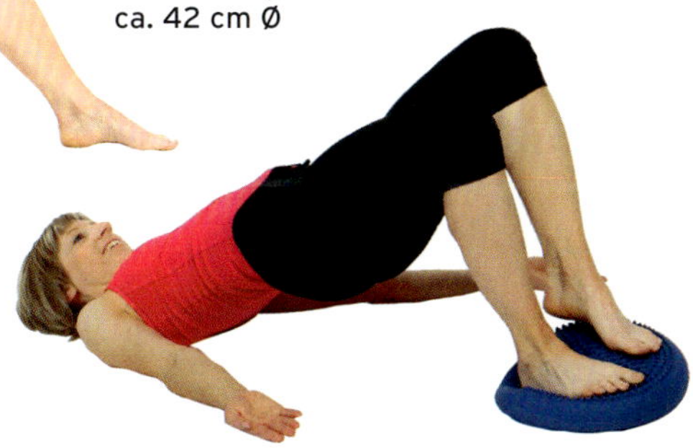

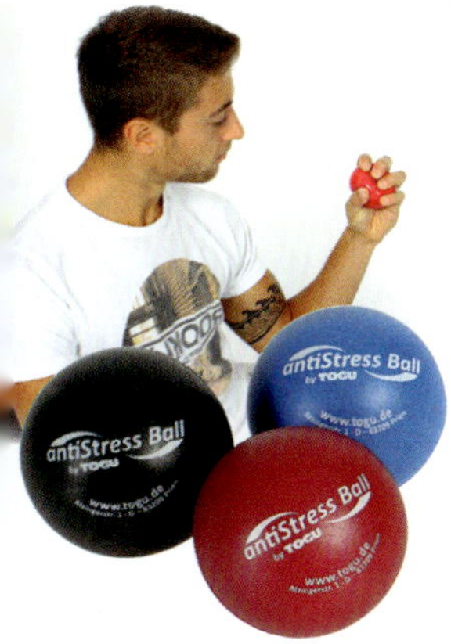

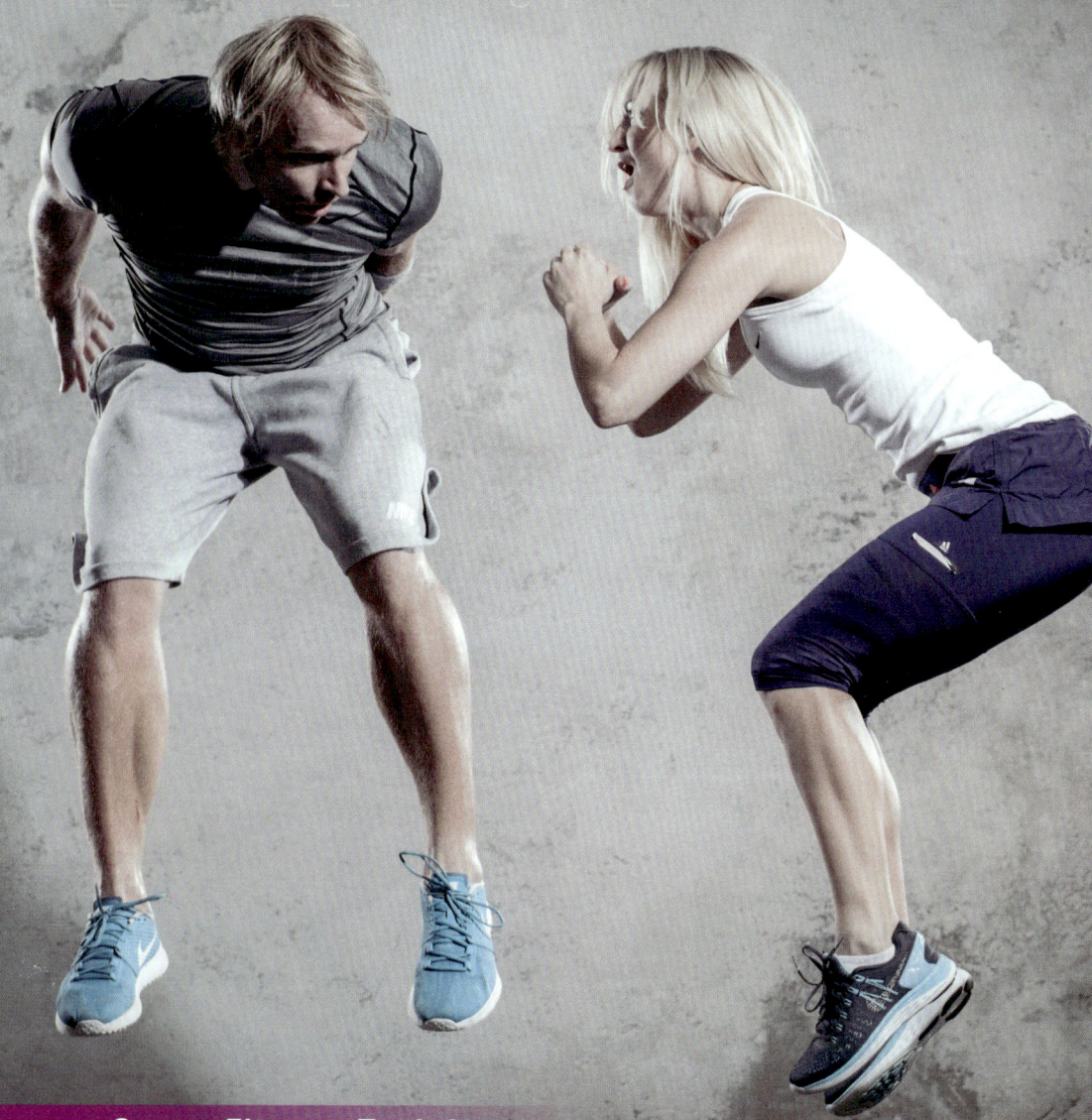